Q&A好讀增訂版

做對這些事，糖尿病好控制

好控制

讓權威醫師教你做對這些事，
糖尿病一定有救！

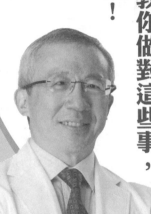

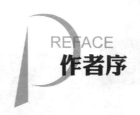

PREFACE
作者序

　　「做對這些事，糖尿病好控制」一書自 2014 年推出第一版、2019年推出增訂版，一直受到讀者的支持，甚感欣慰。2022 年，隨著醫學進展迅速，我們團隊對飲食運動的深入鑽研運用，決定再度修訂出版。這次的編寫以增加知識、解疑釋惑出發，用 Q&A 更好閱讀的方式再次出版，希望讀者們都能從中受益。

　　近年來，我們的團隊研究身體組成，推行低醣飲食，以減脂增肌為健康調整目標，加強高齡者失能的預防。糖尿病和健康的關連跨越著不同階段的生命週期，高齡糖尿病友佔比越來越多。在第 2 型糖尿病發生之前，糖尿病前期就已經和過重肥胖密切相關，治療中的糖友普遍體脂肪率過高，隨著年齡增加，肌肉量不足比率大幅提升，肌少症是高齡失能的重要原因，這些都和飲食運動息息相關。國際糖尿病指引的沿革，逐漸突顯體重管理及器官保護的重要性，這也是我們團隊執行的照護策略。

　　我們發現落實執行低醣飲食的人，除了血糖改善之外，身體組成及體能改善更是激勵人心。這說明著，只要願意付諸行動，一定會有所收穫。診所團隊在與病友們的教學相長下，不斷地成長與茁壯，持續「質量並進」，除了不斷提升超過 5000 位就診糖友的控制指標達標

率外，也投入糖尿病前期的防治。在臉書「糖管理學苑」社團的貼文中，推廣低醣飲食及運動，讓社會大眾及關心控糖議題的專業人員，可以從中獲得多元的知識及學習。

相信與訓練病患「自我管理」的能力，是糖尿病治療的核心信念，也只有病患能落實自我健康管理，才會得到持久穩定的良好控制。這本書的內容是以提供正確知識、釐清錯誤觀念、教導運用技巧為主，也是平日在看診與網路諮詢服務的「糖尿病對話」，涵蓋了糖尿病預防與治療的各個層面，強調「做對這些事」，就能有效預防與管理糖尿病。

本書的順利發行，要特別感謝李怡慧營運長和我共同編寫與修訂。希望每位讀者都能從書中找到自己的控糖信念與方法，有充足的能力運用技能管理健康與解決問題。最後，僅將此書獻給游能俊診所、東安藥局、社團法人宜蘭縣愛胰協會的全體員工。

游能俊

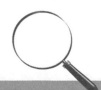

CONTENTS
目錄

Chapter 3 〔控制血糖篇〕

Chapter 4 〔生活習慣篇〕

Chapter 5 〔黃金飲食篇〕

Chapter 6 〔藥物治療篇〕

Chapter 7 〔疑問解惑篇〕

▽ 診斷與預防篇

▽ 飲食篇

▽ 運動篇

▽ 風險篇

▽ 疑難篇

1 Chapter

自我
檢測 篇

為什麼糖尿病會找上我？

糖尿病是目前為止人類發現最古老的疾病之一，大約在西元前 1550 年，就已經有相關的文獻記載症狀為「多尿」的疾病。西元前 400 年，中國最古老的醫學書籍「黃帝內經」就出現「消渴」的名詞，說明了血糖過高引起的部分身體症狀。

吃多、喝多、尿多，是典型的糖尿病症狀；另外，體重會急速減輕，也是糖尿病一項重要的病徵。但是，只有少數糖尿病人會出現上述「三多一少」的症狀，多數人在確診糖尿病時，並沒有以上生理上的病徵，甚至有些病患，一直到長時間高血糖導致出現併發症，才知道罹病，包括：泌尿道發炎、皮膚傷口不易癒合、下肢末端會發麻及有針刺感、視力減退等，嚴重者甚至到中風或心臟病發後，才驚覺自己已罹患糖尿病。

糖尿病之所以容易被輕忽，是因為初期的血糖偏高並不會造成身體的不適，所以應該透過定期健康檢查及早診斷。第 2 型糖尿病，大部分是因為肥胖造成的，可謂是現代人的「生活習慣病」。生活型態漸漸由過去農工業社會的勞動轉為近代文明的靜態活動，身體的活動量大幅減少，加上飲食西化的影響，轉為較高油脂、高糖分的食物，若沒有建立運動的習慣，控制體重，很容易導致疾病上身。

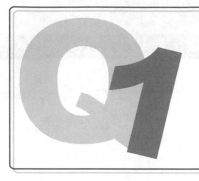

什麼是血糖？
在人體內的作用？

　　「血糖」指的是我們血液裡面的葡萄糖，當我們吃進食物後，身體會將營養素轉換為葡萄糖、胺基酸及脂肪酸，供身體利用或儲存起來。在飲食中，米飯、麵食、水果及牛奶等含有澱粉（多醣）、雙醣或單醣的食物，消化後會轉葡萄糖；葡萄糖進入血液中成為血糖，在胰島素的幫助下進入細胞利用，或轉變成為「肝醣」的形式儲存在肌肉或是肝臟中，當身體需要能量運用，例如：呼吸、思考或活動等，這些行為就需要能量的來源，而葡萄糖就是提供身體能量的第一個來源。

　　當葡萄糖用完了，就會由身體儲存的脂肪及蛋白質繼續供應能量。以運動為例，身體一開始會先消耗體內的葡萄糖，之後才會進一步去代謝身體的脂肪，作為熱量來源，這時才能達到消耗脂肪的效果。

葡萄糖除了供應熱量需求外，進入血液的葡萄糖，多餘的部分會以「肝醣」的形式儲存起來，肝醣就存放在我們的肝臟和肌肉之中。正餐吃的含醣食物，大約可以維持身體 4~6 個小時左右的血糖。舉例來說，晚間 7 點吃晚餐，隔天早上 7 點吃早餐，中間長達 12 個小時未進食，但人體卻並不會因為這麼長的時間沒有吃東

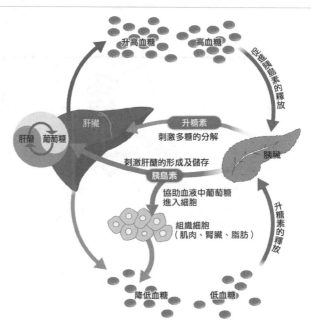

西，就發生低血糖，可以靠儲存的肝醣持續地分解成葡萄糖來維持血糖恆定，亦即**肝醣是提供人體血糖的銀行金庫**。調節血糖代謝與儲存的過程，都要靠胰臟分泌的「胰島素」來調節利用。

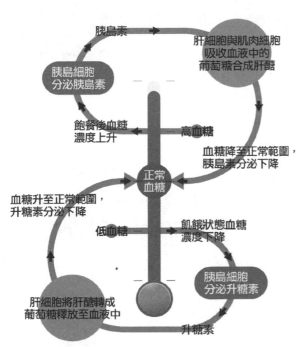

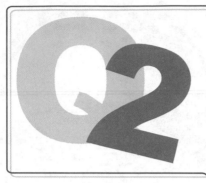

調節血糖的關鍵，
除了胰島素之外，
還有其他因素嗎？

◆ 胰臟主要的二個功能

一 . 做內分泌的調節，包括分泌胰島素和升糖素，前者降低血糖，後者則增加血糖；

二 . 分泌消化酵素，主要是針對脂肪、澱粉和蛋白質做消化。

血糖代謝正常的人，胰臟是根據血中葡萄糖的濃度來分泌胰島素，當血糖上升，就會刺激胰臟分泌胰島素；相反的，血糖降低也會抑制胰島素的分泌，透過不斷調節，將血糖值維持在正常範圍內。

除了胰島素扮演關鍵的血糖管理角色外，胰島素也必須能和身體細胞上的接受體吻合並連結，才能開啟細胞通道讓葡萄糖送入細胞中。就像是鑰匙和鎖的關係，我們可以將胰島素比喻為「鑰匙」，而細胞上的接受體像是門上的「鎖」，就譬如一個飯店有好多好多房間，你

就要有一大串的鑰匙去開每一個房門，當鑰匙與鎖可以配對吻合，房門才能被打開，這時葡萄糖才會進到細胞，進行代謝運用或儲存做為肝醣使用，所以無論是「鑰匙」不夠或是「鎖」出了問題，葡萄糖就沒有辦法進入細胞，累積在血液中造成高血糖。

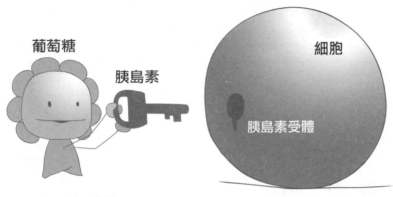

◆ 影響血糖的荷爾蒙

除了胰島素外，身體還有一些荷爾蒙會影響血糖數值，胰島素是其中唯一讓血糖下降的荷爾蒙，也是造成糖尿病最主要的病因。會增加血糖的荷爾蒙有升糖素、腎上腺素、生長激素、甲狀腺素，分泌這些荷爾蒙的器官若生病了，也會造成高血糖，但除了甲狀腺亢進外，都不是常見的疾病。甲狀腺荷爾蒙會影響代謝速率，甲狀腺亢進的時候，代謝速率就會變快，這時候血糖也容易會偏高。在不是生病的狀態下，升糖素、腎上腺素、生長激素會動態影響血糖調節，例如：當發生低血糖時，升糖素會動員起來促進肝醣分解成葡萄糖，讓血糖回升；緊張壓力過大時，腎上腺素增加會使血糖上升；生長激素會隨日夜作息節奏分泌，半夜後逐漸增加的生長激素，常使早上血糖即使還未進食就持續上升。

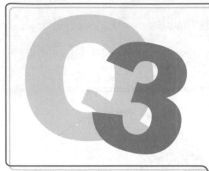

如何知道血糖代謝是否正常，有無糖尿病？

◆ 正確測血糖的方式

空腹至少 8 小時抽靜脈血，再經離心處理後量測血漿葡萄糖值，這是最標準的方法。抽血前可以喝水，但要避免含熱量或刺激性飲料，也不要去運動或做費力的活動，才不會影響結果。

快速檢驗的血糖機是不能用來診斷有無糖尿病的。血糖標準值的訂定不是用身體症狀，而是根據血糖值數據與眼底視網膜病變發生的比例來決定。血糖值從 100mg/dL 以上就開始會有人產生視網膜病變，且隨著血糖上升，病變人數更多；到了 126mg/dL 以後就觀察到明顯增加。因此將空腹 100~125mg/dL 定為「糖尿病前期」，達到 126mg/dL 以上就稱做「糖尿病」。

因為糖尿名稱的關係，常誤以為應使用尿中有無糖來診斷糖尿病，這是錯誤的！一般而言，血糖要達到 180mg/dL 以上才會出現尿糖，有些人則在血糖正常狀況下也出現尿糖，所以不建議用尿糖來診斷。目前亦可使用糖化血紅素來判斷：一般人落在 4%～5.6%；糖尿病前期 5.7%～6.4%；≧ 6.5% 即可診斷為糖尿病。

◆ 喝糖水來檢查血糖代謝狀況

測定胰島素對進食後血糖調節能力最常用的方法是「耐糖測試」，這種檢查是針對空腹 100~125mg/dL「糖尿病前期」的狀況或是懷孕婦女才會建議。檢測前須在空腹至少 8 小時後，喝 75 公克的葡萄糖溶於 300 毫升的水，2 小時後做檢測，正常值必須在 140mg/dL 以下；140~199mg/dL 同樣屬於糖尿病前期，也稱做「耐糖障礙」，表示說身體對糖的代謝能力已經異常；200mg/dL 以上則是糖尿病。

◆ 如何覺察自己罹患糖尿病？

用徵狀顯現與否來察覺是否患病其實不可靠，約有半數的糖尿病人在診斷時並無症狀；有 2~3 成患者診斷時已出現併發症。如果高血糖症狀顯現出來，有一些跡象可循，除了「三多一少」，多吃、多喝、多尿、體重減少外，血糖引起的脫水會導致口乾舌燥、視力模糊、頭暈、神智不清，疲倦、體力變差、女性陰部發癢、傷口久不癒合等，都可能是糖尿病的徵兆。內褲上有螞蟻在爬，和血糖高不見得有關係，但的確有病患觀察到廁所有螞蟻，或許可以提醒自己去檢查血糖；透過定期檢查才能及早察覺血糖變化。

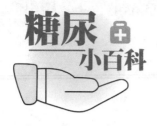

※ 糖尿病的確診需要更專業的數據

　　糖尿病的診斷一定要根據血漿葡萄糖數值（抽血後離心出血漿，再檢驗葡萄糖值，就是醫療院所抽血後測量的血糖），不可以依據尿糖或血糖機來診斷糖尿病。空腹高於 126mg/dL，餐後 2 小時高於 200mg/dL，就是糖尿病了。

　　一旦有糖尿病就不會根治，第 1 型糖尿病一定要終生藥物治療，第 2 型糖尿病有時只要飲食、運動、控制體重，配合血糖監測，有極少的機會不依靠藥物，但一定要經常檢查血糖，維持良好生活習慣，才能確保胰島素作用能維持身體葡萄糖代謝。

糖尿病的種類？

糖尿病大分共有四大類：第 1 型糖尿病、第 2 型糖尿病、妊娠型糖尿病和其它型糖尿病；四大類中有兩類型較常見：是第 1 型與第 2 型。在台灣健保署的資料顯示至 2017 年有將近兩百萬人因糖尿病而就醫治療，近 5 年來每年約增加 10 萬人（6.76 %），其中約98.5 % 是第 2 型糖尿病，1.5% 是第 1 型糖尿病。

◆ 第 1 型糖尿病

第 1 型糖尿病的起因是免疫系統調節異常，產生抗體攻擊胰臟內的胰島細胞，胰島細胞遭到破壞之後便失去製造胰島素的能力，過程中身體不會有症狀，血糖卻開始升高，缺乏胰島素使得葡萄糖無法儲存與提供熱量，會消瘦得非常快。也因為需消耗自己體內的蛋白質、脂肪來提供熱量，在此過程中，脂肪代謝後會產生酮體，過多的酮體會造成酮酸中毒，進而影響身體的酸鹼值，過量的蛋白

質消耗的代謝物也會影響腎功能與滲透壓。這類型糖尿病在治療上必須終生補充胰島素。第 1 型糖尿病人在台灣人數比較少，大約只占糖尿病患的 1.5％。

◆ 第 2 型糖尿病

第 2 型糖尿病和第 1 型糖尿病最大的分別在於：「胰臟分泌胰島素的功能」。第 1 型糖尿病人的胰臟喪失分泌胰島素功能；而第 2 型糖尿病患者則仍保有胰島素分泌功能。胰島素需與接受體配合作用，第 2 型糖尿病的原因是「胰島素分泌相對不足」與「接受體功能不良」綜合的結果。這樣的缺陷不會讓身體完全無法使用葡萄糖，也不至於產生酮酸中毒，但會讓血糖升高。

造成第 2 型糖尿病的原因，醫學上至今還是個待解的謎團，但和人體細胞上面的接受體是有關係，例如：現在有一串鑰匙，也就是胰島素，但是這個鑰匙是 a 大樓的，不是 b 大樓，鑰匙與鎖無法搭配，所以也打不開 b 大樓的門。會產生這種情況，多半與肥胖有關係。

如果我們飲食過量、體重過重，身體會因代謝需求，分泌更多胰島素，但這些胰島素無法和接受體充分搭配，會產生「胰島素抗阻」的現象，日積月累後人體需要更多胰島素才能維持正常作用，身體的胰島細胞不斷強迫自己分泌胰島素，直到有一天分泌量不夠了，這時候所需要的胰島素就會「相對不足」。第 2 型糖尿病患胰島素與接受體的缺陷個別差異很大，也會隨血糖控制不良與病程增加而惡化，因此所需的藥物種類與劑量都必須個別化且隨時間來調整。

◆ **妊娠型糖尿病**

在懷孕期間發現的糖尿病稱作「妊娠型糖尿病」。為什麼婦女懷孕的時候會罹患糖尿病呢？當懷孕的時候，黃體素、雌性激素的濃度會改變，這些荷爾蒙濃度的改變會影響血糖代謝，血糖就會升高，若超出範圍值，未加以治療，容易引發母親與胎兒的健康危害，例如：巨嬰症、新生兒黃疸、低血糖等。

懷孕婦女的血糖設定值，比一般沒有懷孕的人，要更低一點。如何知道自己罹患妊娠型糖尿病？醫學建議是在第 24~28 週時使用「耐糖測試」的方法來檢測。治療上以飲食為主，需要時會搭配胰島素治療，大部分患者在妊娠結束之後，荷爾蒙所帶來對血糖的影響消失，妊娠型糖尿病狀況大多會隨之解除。

對於曾罹患妊娠型糖尿病的人而言，身體對葡萄糖的代謝調節並不那麼完美，日後罹患第 2 型糖尿病的風險也比較高，所以在生產後還要定期接受 75 公克葡萄糖水的追蹤檢查。

妊娠型糖尿病測量方法

一階段的方式	二階段的方式
24～28 週空腹 75 公克葡萄糖水檢查。 □空腹 ≧ 92mg/dL □ 1 小時 ≧ 180mg/dL □ 2 小時 ≧ 153mg/dL 三種測量數值有一項符合，就是妊娠型糖尿病。	24～28 週不空腹，喝 50 公克葡萄糖水檢查 1 小時血糖，數值超過 140mg/dL 者，則需進一步空腹喝 100 公克葡萄糖水檢查空腹數值。 □空腹血糖 105mg/dL □ 1 小時血糖 190mg/dL □ 2 小時血糖 165mg/dL □ 3 小時血糖 145mg/dL 四個數值有任何兩項達到，就是妊娠型糖尿病。

◆ 其它型糖尿病

因膽道問題、酗酒或高三酸甘油酯症等造成的胰臟炎,特別是反覆發生胰臟炎的人,整個胰臟器官都會受到發炎的破壞,當分泌胰島素的胰島細胞剩餘數量不足時,也會發生糖尿病。這種狀況缺少的可能不只是胰島素,還缺少胰臟分泌的消化酵素,雖然不像第 1 型糖尿病會因高血糖引發酮酸中毒,但也是需要注射胰島素來控制血糖。另外還有其它較少見的原因也會造成糖尿病,都統一歸類為其它型糖尿病,例如:染色體、基因的突變、內分泌系統障礙等疾病。目前糖尿病發現與特定基因異常相關的比例非常低,大部分都是找不出原因的,這些其它型糖尿病在治療上需注意其它器官系統的影響,需要更多的醫療照護。

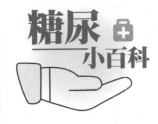

糖尿小百科

※ 第 2 型糖尿病的二大類表現

第 2 型糖尿病患可以分為二大類：第一大類是多數人的情況，以胰島素抗阻為主，分泌是相對不足；第二類是胰島素相對分泌不足為主，胰島素阻抗較不明顯。這二種情況是會轉變的，一開始的情況大多是阻抗比較多，不足沒有那麼多，但是隨著年齡增長、糖尿病病齡時間越長，人體分泌的能力會越來越減退。

剛開始患糖尿病的病人，如果體型較胖的，大多是胰島素阻抗為主；相對不肥胖的患者，就以胰島素分泌不足為主。使用口服藥物療效不佳者，多數是胰島素分泌不足，需要補充胰島素注射來管理血糖。

※ 糖尿病比例與糖尿病發生率

國際糖尿病聯盟估計 2021 年全球有 5.37 億糖尿病人，到 2045 年增加到 7.83 億人。2021 年有 670 萬成人死於糖尿病及其併發症。這相當於每 4.7 秒就有 1 人死亡。死於糖尿病的人數占全球死亡總數的 12.2%，其中將近三成不足 60 歲。

以 2021 年游能俊診所統計數據：45 以下糖尿病人佔 11.2%，45~64 或 44.4%，65~74 歲 27.1%，75~84 歲 14.4%，85 歲以上 2.9％，由上述數據就知糖尿病族群以中年、老年占的最多。

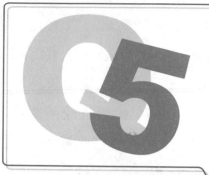

罹患糖尿病之後，
該做的必要檢查？

A:

◆ 剛得病與往後每年至少該做一次的檢查

　　剛得知糖尿病後除了血糖外，身體檢查應該包括「體重」、「身高」與「血壓」。

　　知道自己的體型是屬於過輕、正常、過重或肥胖，單純從 BMI 已無法代表身體組成是否健康，可進一步測量肌肉量與體脂肪分布，作為飲食運動的參考；無論年齡都要量血壓，這會關係到是否要服降血壓藥物；抽血部分一定要檢查「糖化血色素」，這個檢查可反映過去三個月平均血糖的數值，是最常用來判斷血糖控制與目標達成狀況的檢查，剛開始診斷時都是過高，目標是能逐漸下降，可以的話半年左右就能達標。

血脂肪檢查應該包括：總膽固醇、高密度脂蛋白膽固醇、低密度脂蛋白膽固醇、三酸甘油酯，這四個項目代表的意義都不同，完整檢查的數據能做藥物與食物選擇為參考；抽血還必須包括「肌酸酐」與「肝功能」，台灣有許多人罹患慢性肝炎，肝功能數據除了反應肝臟健康外，也和用藥的安全選擇有關，例如：嚴重肝病時，血糖控制就應儘量選用胰島素。

肌酸酐數值則應換算成「腎絲球體過濾率」，現在的檢驗報告都會以這個報告代表腎臟的功能；腎臟檢查除了抽血外，還要搭配尿液「白蛋白」或「尿蛋白」的檢查，腎臟病變最早是從尿液「白蛋白」反映出來，「腎絲球體過濾率」出現衰退時已經是變嚴重了。

眼科醫師先點散瞳劑後，再檢查「視網膜」，是標準的糖尿病眼睛檢查，替代的方法也可用「免散瞳視網膜照相機」拍照，快速又可免除散瞳後短暫視力模糊的不適；雙腳的神經與血管，可用「單股尼龍線」、「半定量音叉」、「叩診鎚」、「動脈硬化檢測儀」等來檢查；心電圖則是所有的成人都需要接受檢查。此外，有糖尿病的人容易合併牙周病，雖然剛得病時不必馬上接受檢查，但也建議每半年至少一次到牙科檢查牙齒。

看起來這些剛得病就要做的檢查項目很多，其實花費時間有限，有的醫院診所採用一次性集中檢查，40 分鐘就能完成。為什麼需要這麼多檢查？是因為糖尿病會對其它器官系統造成影響，也容易合併高血壓及高血脂，為了做好全面性的健康照護，這些檢查可不能少。確診糖尿病之後，這種「糖尿病體檢」每年要做一次。

◆ 每次看病該做的檢查

　　「血糖」、「血壓」與「體重」是每天或幾天的短時間內就會改變的身體狀況，剛開始看病的前幾個月，通常 1 個月需要看病 1~2 次，醫療團隊會根據這三項檢查調整藥物與飲食建議；滿 3~6 個月後，狀況穩定的人大概是每 2~3 個月看診一次。當然這三項檢查也都是自己就可以測量的項目，可以把自己量測的結果記錄下來和醫療團隊討論，自己也可以從討論中學習到生活飲食與藥物調整的方法。

◆ 每 3~6 個月該做的檢查

　　「糖化血色素」是每 3 個月必須追蹤的抽血檢查項目，藉此來檢視血糖控制狀況的改變與是否達標。總膽固醇、高密度脂蛋白膽固醇、低密度脂蛋白膽固醇、三酸甘油酯，結果正常的人每年複檢一次即可；總膽固醇、低密度脂蛋白膽固醇、三酸甘油酯若有任何一項高出建議值時，不論有無用藥治療，應該每 3~6 個月檢查一次，來確認是否使用藥物治療與檢討藥物是否調整。若合併有肝功能異常、腎臟病變或其它內分泌疾病，例如：較常見的甲狀腺機能異常，這些抽血或尿液的檢查項目，原則上是每 3 個月檢查一次。

糖尿病的併發症？

A：

　　有了糖尿病最擔心的是併發症！併發症並不是必然會隨糖尿病而來，併發症只發生在長時間高血糖而不加以改善的人。高血糖時，身體就像浸在糖裡面，日積月累會破壞身體密密麻麻的血管和神經，可謂從頭到腳都會受到影響。

◆ 加速血管硬化引起心臟病、腦中風、腳中風

　　身體有許多大大小小的血管，大的血管供應通到腦、心臟和腳的血液，長期高血糖會惡化血管，造成硬化，血管硬化就容易有心臟病、中風等問題。有糖尿病的人發生冠狀動脈疾病的危險性，就如同已知有心臟血管疾病的人，會再次發作的機率一樣。一般民眾都知道控制高血壓對預防中風的重要性，卻不知道糖尿病患發生中風的機會也比一般人高出許多。

腦會中風，腳也會「中風」，這是指通往腳的血管因嚴重硬化，血液無法送達小腿與腳。若無法順利治療改善，常需截肢才能保住性命。糖尿病和心臟病幾乎是劃上等號，所以要維護血管健康，就要做到血糖、血壓、血脂三高皆妥善控制。

◆ 視網膜病變與白內障危害靈魂之窗的健康

眼睛的視網膜上密佈許多微小的血管，會因為長時間的高血糖而被破壞，一開始時會產生血管瘤，異常的血管會越來越多，這些脆弱的異常血管很容易破裂出血，進而導致視網膜剝離；一旦視網膜剝離，視力會受到嚴重影響，這類原因引起的失明是導致眼盲最常見的疾病。在視網膜病變未發生出血前並不會影響視力，也因此很容易被輕忽，雖然妥善控制血糖就能有效預防視網膜病變，但每年一次眼睛檢查才是預防失明最大的保障。

白內障是高血糖對眼睛健康的第二大危害，想像中白內障是老年人的疾病，但是長期高血糖也會使眼睛提早老化，甚至年紀輕輕就需要接受白內障手術。血糖的高低起伏會影響水晶體的軸距而影響視力焦距。高血糖時水晶體的含糖量增加，代謝物吸收水分後水晶體腫脹；如果血糖下降，水晶體內的含糖量和代謝物減少，水晶體又會消腫，所以眼睛水晶體的軸距就在那血糖高高低低的中間不斷地改變，這類短時間的視力影響，特別容易發生在剛開始治療，或是血糖高低起伏不穩定的情況，若需要配眼鏡矯正視力，最好是等血糖穩定控制後，驗光度數才會較準確。

◆ 糖尿病引發腎病變

　　就像視網膜一樣，腎臟也密佈了許多小血管，主要的功能為廢物的清除與養分的回收。常有民眾認為腰痠背痛、性功能減退、小便有泡沫是腎臟病的徵兆，但這些都不是可靠的徵兆。腎臟病變一定要靠抽血與尿液檢查，醫師是綜合兩項檢查來將腎病變分期，第四期是瀕臨洗腎，第五期就必須洗腎，也是到了這個階段症狀才明顯起來。疲倦、水腫、貧血、胃口變差、喘氣等不舒服會隨腎功能惡化而加重，愈早期發現，配合積極的治療是可以有效逆轉或延緩病變的進展。

　　台灣是洗腎王國，有糖尿病的人其中 46% 合併了「慢性腎臟病」，進入洗腎的國人中，糖尿病是最大宗，占了 4 成以上，有糖尿病的民眾可要謹「腎」預防。

◆ 神經病變手腳發麻

　　「腳麻去是要怎麼走？」這支前幾年爆紅的廣告，提醒民眾要注意血液循環不順，造成四肢無力的問題，特別是雙腳，糖尿病患的確容易發生血管病變、硬化，稱為「周邊動脈疾病」。事實上，真正困擾糖尿病患的雙腳與雙手麻痛是起因於神經病變，這是因為長期高血糖破壞神經，一開始從腳趾往上到腳底與小腿，雙手的不舒服比腳慢才會發生，範圍從指尖慢慢延伸到手腕。嚴重的麻痛會影響睡眠，需要長時間的積極血糖控制與藥物來減輕麻痛，更要加強注意足部的自我檢查與保護，來避免因感覺遲鈍導致足部潰瘍與傷口。在所有不是因外傷而導致截肢命運的人中，糖尿病是最主要的原因。

◆ 神經病變引起消化系統不良與低血壓

除了手腳神經會因高血糖受損外，腸胃道神經系統也會受到影響，可能會出現消化不良、腹脹、腹瀉與便秘等症狀。不過如果沒有手腳麻痛的神經病變症狀，這些消化系統的問題就和糖尿病無關，畢竟這些症狀，特別是便秘，本來就很普遍發生在高齡、蔬菜攝取不足的情況。當腹瀉、腹脹是因神經病變引起時，由於食物消化吸收速度不一，血糖的高低起伏也會變得很難掌控，需要密集測血糖來調整藥物。

心臟與血管上的神經同樣也會受損，心律不整、心跳加速、低血壓會在此時造成身體不適。頭暈是常見的症狀，特別發生在姿勢改變時，從蹲到站、從椅子上離開、起床時若不放慢速度，血壓會急速下降，發生「姿態性低血壓」，甚至會發生急遽摔倒的意外。

◆ 神經與血管病變引起性功能障礙

性功能需要神經與循環系統正常運作，糖尿病會導致動脈硬化與神經病變，也減少流到生殖器官的血液，對男性的影響較為明顯！當然性功能障礙的原因還有許多，包括男性荷爾蒙睪固酮濃度下降、藥物影響、抽菸等，建議請醫師透過檢查來提供改善的建議。

◆ 感染會讓傷口癒合困難

　　高血糖會使免疫力也減弱，身體容易產生黴菌感染，男生、女生都會發生，但女生比較常發生，女生容易有陰部的感染、陰道炎，而且也較不易治療。忽略足部黴菌感染的治療，常會引發蜂窩性組織炎，未及時住院治療可能造成更嚴重的菌血症。除了皮膚感染外，腎臟發炎、膽囊炎、肺炎更是常發生在糖尿病患的嚴重感染，所以一旦出現寒顫、發燒、胃口不佳、倦怠加上血糖不明原因飆高，就要懷疑嚴重感染，應儘速就醫。

　　大部分的民眾知道血糖過高會影響傷口較難癒合，所以預計要開刀的人需提前做好血糖控制，住院中更要配合量血糖與注射胰島素來確實掌握血糖控制。

2 Chapter

不發病知識篇

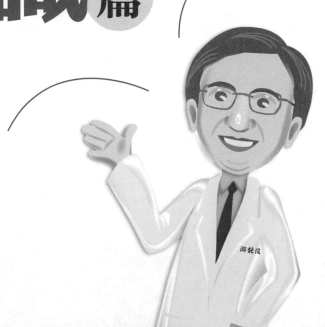

如何預防糖尿病及糖尿病引發的併發症？

糖尿病是萬病根源，不只影響血糖代謝，通常還會造成蛋白質、脂肪等全身的代謝不均衡，會讓患者抵抗力減弱，很容易受到感染。更嚴重的是，糖尿病容易發生血管的疾病，會容易引起微血管的病變。

對第 2 型糖尿病而言，在發病之前，會先經歷「糖尿病前期」，台灣至少 400 萬人是這類「糖尿病高危險群」，血糖代謝功能的衰退是一個很緩慢的過程，體檢時可能會看到自己的血糖逐年爬升，到了空腹血糖屆臨 100 mg/dL，或是喝糖水後 2 小時血糖達到 140 mg/dL，就已經是到了糖尿病前期的階段，這種身體血糖代謝能力的減退是可以逆轉的，需要靠自己調整好生活作息與健康管理。

罹患第 2 型糖尿病的病患，絕對和日常生活的作息和飲食有很大的關係。我們如果要預防糖尿病，除了要飲食均衡，更要多吃高纖維的蔬菜，少吃甜點，積極控制血糖，才能不讓糖尿病找上身。

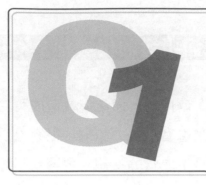

哪些族群是糖尿病
高危險群？

◆ 容易罹患第 1 型糖尿病的族群

假設家中有一位第 1 型糖尿病人，這個糖尿病人的兄弟姐妹會較容易發生第 1 型糖尿病，所以有許多家庭裡面會有二位第 1 型糖尿病患。它並不是從父母任何一邊遺傳下來的，是剛好這對父母的組合，某些基因的表現上容易發生第 1 型糖尿病，而兄弟姐妹正好有一定的類似程度。**兩代皆有第 1 型糖尿病的情況是罕見的，因此不用擔心結婚生育會有遺傳的問題。**目前醫學上尚無明確有效的預防方法。

◆ 容易罹患第 2 型糖尿病的族群

第 2 型糖尿病的高危險群尤其指的是肥胖的人，如果 BMI 值超過 24 kg/m²。加上以下任何一個狀況，就是第 2 型糖尿病好發的族群：

1. 活動量不足。
2. 頭等親屬、直系血親有家族史。
3. 婦女有產過超過 4 公斤的孩子。

4. 罹患過妊娠糖尿病。

5. 罹患多發性卵巢囊腫。

6. 血壓超過 140/90 mmHg。

7. HDL 小於 35 mg/dL、三酸甘油酯超過 250 mg/dL。

8. 心臟病、中風患者。

9. 糖尿病前期，包括空腹血糖 100~125 mg/dL 與耐糖測試 2
   小時血糖 140~199 mg/dL，或糖化血色素介於 5.7% ～
   6.4%。

◆ 容易罹患糖尿病的孩童與青少年族群

糖尿病是幼兒及青年期最常見的內分泌疾病。在台灣是每年每
10 萬人口有 1.5 人；但這個年齡層的糖尿病患有更多是第 2 型糖
尿病患。

肥胖、有黑棘皮症，亦是容易好發第 2 型糖尿病的族群。黑棘
皮症是一種色素沈澱，容易發生在皮膚褶皺處，脖子、腋下、股溝
和陰道，會有大片粗糙的褐色、深咖啡色色素沉澱。

◆ 容易罹患糖尿病的高齡族群

胰島素的分泌與功能會隨年齡增長而衰退，因此發生糖尿病的
比例是會隨年齡不斷增加。年齡 60 歲以上的國人，每五位就有一
人罹患糖尿病，而 40~59 歲的年齡約 15 人有一位糖尿病。

建議大家要妥善運用健保的健檢：40 歲以上每 3 年一次；65
歲以上每年一次，透過規則的定期血糖檢查，才能早期診斷與治
療。

如何避免成為
糖尿病一族？

A:

糖尿病高危險群會發展成為糖尿病，主要和體重增加有關係。而體重增加和熱量攝取過多與運動量不足有關，必須靠足量運動、健康飲食及規律作息來預防糖尿病。

如果你是糖尿病高危險群，就要立即開始定期作篩檢血糖，不能等到身體出現症狀或年紀大了再檢查。即使不屬於高危險群，也建議過了 **40 歲**，就要定期篩檢血糖。

◆ 肥胖的人要減重

體重要減多少才能達到預防糖尿病的效果呢？

這個是有科學研究根據的，需要減掉體重的 7％。對體重距離理想標準很遠的人來說，即使減 1 公斤，也有減 1 公斤的好處。減重需要毅力，每一點小進步都是繼續前進的動力。

透過控制飲食和運動是減輕體重的不二法門，嚴重肥胖者也可以考慮使用手術的方法來達到減重的效果。

◆ 足量運動改善代謝功能

　　一個星期至少要有 150 分鐘運動的時間，這是基本的體能活動量，而要達到持久的減重效果，就要逐漸增加運動時間與強度。

　　若搭配身體組成測量肌肉量與體脂肪分布，提供的運動方向建議則是：無論是要增肌或減脂，最好由專業團隊結合飲食計劃給予的運動處方，方能達到既安全又有效的運動目的。

　　運動、增加肌肉量，可以預防糖尿病、預防肌少症。

　　對已經有糖尿病的人，一次強度足夠的運動，降糖效果可以維持將近 24 小時。

- 運動可以分為有氧運動與肌力運動

　　<u>有氧運動</u>：可以使人體胰島素的敏感性增加、改善血糖調節，例如：快走、跑步、騎車、爬山、游泳、跳舞等。

　　<u>肌力運動</u>：可以改善肌肉力量，搭配適當飲食攝取還可以增加肌肉量，例如：重量訓練、彈力帶肌力訓練、徒手肌力訓練、深蹲等。

　　另外，許多研究證實高強度間歇訓練（HIIT）可以在短時間內達到非常良好的血糖改善及減重效果，對於缺乏時間運動的人是個很好的選擇。不過由於強度較高，對於有心血管疾病的人需要經過醫師評估後再決定合適的運動強度與種類。

◆ **運動減重**

有些人常會說「我是喝水也會胖！」「我呼吸就胖了！」⋯⋯這當然是不可能的事。

有些人即使吃得很少，總熱量也不多，但是就是瘦不下來。其中原因就是：消耗的熱量太少了，大部分都是因為身體的「基礎代謝率」下降，身體要維持基本的生理機能所需要消耗的熱量，叫做「基礎代謝率」，包括心跳、呼吸、思考、器官運作等。在其中能改變基礎代謝率的是「肌肉量」，也就是說身體的肌肉總量決定基礎代謝的多寡。

隨著年齡增加，肌肉量會因為合成效率減弱而減少，尤其是糖尿病人的肌少症情況比一般人來得多，因此保存肌肉顯得特別重要。若經常使用節食來減重者，代謝率下降尤其明顯，因為熱量攝取不足所需，身體會去分解體內肌肉來調節熱量消耗（肌肉每天消耗比脂肪更多的熱量），當肌肉量減少，基礎代謝率就會下降，而當攝取比節食時期還要多的熱量時，多餘的熱量就會用脂肪的形式儲存起來，也就是「越減越肥」的道理。因此**維持或提高身體的肌肉量與代謝率是一件很重要的事**，這樣才能同時享受食物又控制體重。

運動就是一個最好的方法！

雖然一次運動會消耗的熱量不會很多，但是運動會鍛鍊到肌肉，可以維持或增加肌肉量；運動的後燃效應（EPOC）也會幫助脂肪分解。**持續地運動才會產生效果**，每天做一些的運動，比一個禮拜一次大量運動來得有效。

不論是需要增肌或減脂，飲食控制都是基礎，有穩定良好的血糖控制，才能達到最佳的效益。另外，沒有運動習慣的人，運動量也要由少到多，強度也要從輕度到重度，慢慢地循序漸進。

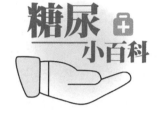

※ 第 1 型糖尿病患運動注意事項：

① 避免高血糖運動

第 1 型糖尿病患，容易造成酸中毒。當餐前血糖高過 250 mg/dL，餐後高過 300 mg/dL，就有可能發生糖尿病酮酸中毒，發生的原因包括：未注射胰島素、胰島素劑量不足、飲食不當、生病、運動等。

酮酸中毒剛發生時的病徵並不明顯，因此只要血糖過高，經過 4~6 小時未見下降，就要懷疑已經進入中毒，可用尿液或血酮機來確認酮酸數值，儘早積極調整胰島素與補充水分，若未見改善即應就醫。當酮酸中毒的時間延長，更多的症狀包括：脫水、呼吸急促、嘔吐、抽筋、腹痛、神智不清等都有可能發生。

運動，特別是激烈運動，在短時間內會因體內肝醣釋出造成高血糖，因此**運動前與後皆應監測血糖**，運動前若血糖已高過 250 mg/dL，應考慮暫緩運動，先處理高血糖後再進行運動。

② 延遲性低血糖

第 1 型糖尿病人在長時間或激烈運動後 12~24 小時，容易發生延遲性低血糖，所以運動後至隔天，應加強血糖監測。

◆ 健康飲食

　　節食或精算熱量對大多數想透過飲食控制達到減重效果的人，沒有足夠的毅力與充足的資訊通常都不會有持久的效果，從「健康飲食」做起，除了個人外，也是全家可以一起實踐的健康生活。

　　大部分的國人飲食有一個共同問題就是：醣類過多及膳食纖維攝取不足。

　　來自蔬菜的膳食纖維可以增加飽足感，降低主食醣類食物攝取量及升糖反應，所以要培養正確飲食習慣。每天至少要有一次的主食是用全穀根莖類這些高纖維的穀類來當作主食，例如：糙米或是大燕麥，少用精緻的米。加工食物大多纖維質不足，飽和脂肪、反式脂肪、糖與鹽比例通常過多，所以非全穀或雜糧的麵包、糕餅、蛋糕等，應盡量減少食用次數。

　　攝取過多熱量讓體重增加，主要的原因就是「高油」與「高糖」，油炸食物與含糖飲料，盡量少碰。現在的孩子及上班族，都很習慣每天喝含糖飲料。醫學報告發現：常喝含糖飲料的人，罹患糖尿病的機會也會較高。此外，酒精所含的熱量也常被忽略，飲酒不過量，也是控制體重的要領。

◆ 規律作息

　　如果是隨性作息，例如：常常熬夜、晚起、三餐不定時定量，罹患糖尿病的機率也會增加。

　　人體許多荷爾蒙的節奏會跟我們的睡眠與作息一起運作，例如：生長激素和腎上腺素，如果常熬夜、失眠或睡眠不足的人，會打亂內分泌調節的節奏，無形中胰島素的敏感性會減退，血糖也會

升高，容易罹患糖尿病。所以，我們也要建立規律的作息，成人一天睡眠大約 6 至 8 小時，當然，隨著年紀的增加，睡眠時間減少，這是自然現象。

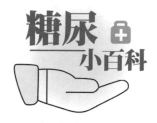

※ 腸繞道手術

　　減肥手術現在也稱做「代謝手術」，也就是可以改善代謝的手術。

　　代謝手術的方法有許多種，包括將胃間隔或做腸繞道。胃間隔是利用手術將胃部的空間變小，能夠吃的食物便比從前少，熱量因此減少；腸繞道是將腸道變短，吸收的營養及熱量就不會那麼多。

　　做完腸繞道手術後，身體會增加一種調節胰島素也控制食慾的荷爾蒙「腸泌胰素」，這種荷爾蒙除了會幫我們調節胰島素分泌以外，還會控制我們的食慾。通常 BMI 數值超過 30 kg/m²，較積極想減重的人，可以嘗試這個手術；如果 BMI 數值 35 kg/m² 以上，並且試過一般的減重方法沒有效果的人，就建議考慮做這個手術。

低醣和生酮飲食
不一樣

控制飲食有二個原則：就是減少熱量與醣類的攝取，特別是含精緻糖的食物。

對於血糖異常、高危險群的人，他們的身體對糖的代謝率本就較差，如果吃太多含糖的東西，或者是吃容易使血糖上升的食物，例如：甜食、飲料等，都會導致肥胖。

◆ 生酮飲食？！

有人認為會導致肥胖的除了油、脂肪和醣類外，還有肉類，應該要減少肉類的攝取。但是大家一定也聽過「吃肉減肥法」或「阿金減肥法」，以蛋白質食物，例如：肉類、奶類與乳酪為主，醣類食物很少。

比較起來，吃相同分量的肉類與澱粉，身體較無血糖上升胰島素需隨之增加的反應，醣加胰島素，會使營養快速吸收，而身體在消化

肉類時，比起消化醣類食物，會用掉較多的能量。低醣和生酮飲食都是減少醣類，對減少餐後高血糖及體脂肪有幫助，低醣飲食一天的醣量是低於 130 公克，只要減下主食、澱粉、水果，增加蔬菜即可達到改善代謝控制及體態的效果，適合絕大多數成人長期運用，當然原來使用的糖尿病藥物可能要在醫師指示下調整，以避免低血糖的風險。

而生酮一天的醣類上限只有 50 公克，這幾乎是沒有醣類主食、水果，連蔬菜都必須注意不過量下，才做得到。之外，熱量來源幾乎只靠脂肪及蛋白質攝取，飽和脂肪的比例也偏多。偏向極端飲食，困難長期執行。再加上酮酸中毒及心血管疾病的風險增加，不建議糖友選擇使用。

◆ **減少熱量攝取**

人之所以會胖，就是長期累積的「攝取的熱量 > 消耗的熱量」，**所以控制體重的不二法門，就是「攝取的熱量 < 消耗的熱量」。**想要減少熱量，必須從糖、油、肉等產生熱量的食物下手，但不是不吃這些食物，而是控制分量。

其實，減少甜食及飲料的攝取，就可以減少許多來自於糖的熱量。

一杯 700c.c. 的手搖杯飲料的熱量可以高達 800 大卡，一罐果汁、汽水或含糖的茶飲，都是 200 大卡左右的熱量……戒掉這些高熱量的食物，可以作為減重的第一步，而且效果非常顯著。

正餐以外的油脂大部分暗藏於零食之中，像是餅乾、豆干、洋芋片、包裝零食等，看看食品標示就能明瞭。

　　而肉類的熱量多半來自於其中的脂肪，油花越多，脂肪含量越高，雖然美味，但淺嚐即可。平時多選用脂肪較少的白肉、魚肉，肉類去皮再吃、喝湯盡量濾掉上層的油，這都是平常可以注意的小細節。另外，還要多吃富含纖維的食物，例如：蔬菜、水果，如果選擇纖維較多的主食類，也會使血糖上升比較少，例如：糙米飯的纖維質比精製白米飯來得多，所以上升血糖的程度比較低。

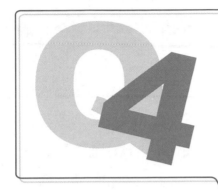

糖尿病容易合併的狀況

以下這些容易和糖尿病一起或者前後發生，會影響血管及腎臟健康，無論那一個狀況是先有的，要一併重視其它狀況的檢查及治療。

◆ 年紀

任何人都沒有辦法不讓年齡增加，這個是無法改變的危險因子，但是我們卻可以保持年輕的代謝活力。

那應該如何保持呢？

如果有規律的運動習慣，作息也正常、工作不要太過勞累，身體對血糖和血脂肪的代謝率就會較好。

◆ 高血壓

高血壓是糖尿病的危險因子。如果有高血壓的人，飲食方面要控制鹽分的攝取；食鹽含有大量的鈉，會使血壓升高。

鹽一天食用不能超過 5 公克，必須從調理、烹飪習慣去改變，有可能剛開始會因為口味清淡不適應，但可以使用蔥、薑、蒜和辣椒來調味，這些辛香料對血糖代謝沒有不好，甚至有些可能是有好處的。不過沾醬就要特別注意，例如：豆瓣醬、辣椒醬，雖然辣可以增加風味，但不可忽視的是它的含鈉量非常高；另外沙茶醬也要酌量食用，沙茶醬的含油量非常多，又油又鹹，需小心食用過量。控制血壓的飲食還需要增加更多的蔬菜，並減少飽和脂肪的攝取。我們常食用的豬油、椰子油、棕櫚油都是飽和脂肪，須盡量少碰。另外，飽和脂肪也來自我們的肉類、加工食品及甜點。

◆ 高血脂

患有高血脂的人要注意食物中的「飽和脂肪」與「反式脂肪」，這些脂肪都會危害血管的健康，血脂異常的人也較易發生糖尿病。

但有些素食者會有疑問：「我已經不吃肉了，為什麼膽固醇還是會升高？」

原因有二：

1. 因為身體本身就會製造與代謝膽固醇，膽固醇是內臟器官與荷爾蒙的主要成分之一，飲食提供的膽固醇約只占 2 成左右，多數還是肝臟製造的。當年紀漸大，對膽固醇的代謝功能降低了，膽固醇就會累積在身體裡。

2. 素食食品中，加工的豆類、餅乾、蛋糕中使用的植物油，常
   會使用飽和脂肪含量較高的棕櫚油與椰子油，糕餅類用的酥
   油也含有反式脂肪，而飽和脂肪與反式脂肪都會增加膽固醇。
   所以， 即使不吃肉，還有很多食物是會增加血液裡的膽固
   醇。

雖然牛奶是天然食品，但是在選擇乳製品時，還需注意全脂、
低脂與脫脂的分別。牛奶裡面的脂肪是動物性的脂肪，含有大量的
飽和脂肪；而脫脂牛奶就會大量減少動物性脂肪，所以成人應盡量
選擇脫脂奶類。

運動可以增加好的「高密度脂蛋白膽固醇」，這種好的膽固醇
會幫助身體把不好的膽固醇在血液裡代謝掉：運動除了預防糖尿病
外，也是改善高血壓、高血脂的好方法。

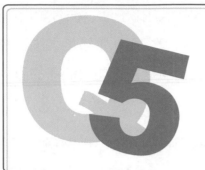

一旦有了糖尿病，
通常會連帶有哪
些併發症？

併發症分為急性和慢性，雖然糖尿病不會有明顯的不舒服，但是要注意血糖過高或過低的問題。

◆ 糖尿病急性併發症

‧ 高血糖

第 1 型糖尿病，餐前血糖持續超過 250 mg/dL，就極有可能會產生酮酸中毒的危險；嚴重者甚至會危害到性命，要特別注意血糖控制。

而第 2 型糖尿病患者，如果血糖高到 500~600 mg/dL，人體就會開始產生滲透壓的改變，相較於酮酸中毒 1 ～ 2 天就有可能會發生，滲透壓改變會需要 4 ～ 5 天以上的時間，脫水漸漸嚴重，腎臟會受到損壞，嚴重的最後陷入昏迷。

這兩類急性併發症的發生，通常都是因為疏忽、刻意不注射胰島素、合併感染症或者年紀大感覺變遲鈍，沒有去注意身體的變化，可能小問題不以為意，但是情況會一天一天惡化下去，就會造成嚴重併發症。

• 低血糖

血糖過低的問題比血糖過高更常發生。血糖低於 70 mg/dL，大部份人身體就會有明顯的不舒服，如果感覺到身體不適，就要立刻補充糖分，例如：15 克的葡萄糖或含糖的食物，吃完後 15 分鐘要再測量一次血糖，看看血糖有沒有回升。

低血糖時，身體會發出一些警訊，例如：肚子餓、冒汗、頭暈、心跳變快、手腳發抖、嘴角發麻，有些人會有視力模糊、注意力不集中的情況，如果不及時補充糖，血糖低到 50 mg/dL 以下，就有可能會陷入昏迷。

那又是為什麼血糖太低會使人昏迷不醒呢？

因為人體的腦細胞需要靠葡萄糖當成熱量的來源，如果血糖太低了，腦中的葡萄糖不夠，細胞就無法運作，如果長時間昏迷，造成腦細胞損壞，就有可能會成為植物人，更嚴重者甚至會因而喪命。所幸，輕微的低血糖，只要及時發覺並補充含糖食物，就能迅速回復正常。因此糖尿病患一定隨身都要攜帶糖，不能只靠醫療團隊，要學習自救。

糖尿病人經常用來處理低血糖的食物分析

	血糖上升速度	方便攜帶與適用	含 15 公克糖的熱量
蜂蜜	快	不方便攜帶	58 大卡
方糖	快	不方便	58.3 大卡
葡萄糖粉	快	佳	60 大卡
果汁	快	體積大，有可能過量食用	60 大卡
糖果	不一定，視軟硬程度	普通，放久會融化	64 大卡
夾心餅乾	普通	方便	75.5 大卡
牛奶糖	快	方便	79.6 大卡
牛奶	快	不方便	80 ～ 150 大卡（脫脂 - 低脂 - 全脂）
蘇打餅乾	慢	方便	117.9 大卡
巧克力	不一定，視內容物而定	不一定	153 ～ 182 大卡

◆ 糖尿病慢性併發症

• 腎病變

　　糖尿病引發的併發症中最常見的是腎臟病變，這和高齡人口多與三高控制不良有關。

　　一開始會出現微量的白蛋白尿，若不積極治療，可能在 10～20 年後進展到要洗腎。一旦發現異常，就要積極治療，改善三高、調節飲食，定期做血液肌酸酐與尿液白蛋白檢查。

　　腎臟本身具有過濾功能，會將身體所需的物質在此處回收利用，蛋白質就是其中一種。當腎病變發生時，腎臟過濾的孔膜變大，一些分子較小的白蛋白就會經由孔洞漏出，隨尿液排出，可在尿液中測得白蛋白質。

　　何謂「微量白蛋白尿」？

　　微量白蛋白尿是指尿液中檢查出微量的白蛋白，需要精密儀器的檢查，所以稱之為微量白蛋白尿。

　　微量白蛋白尿檢查每年都要做，正常值在 30 毫克以下，30～300 毫克間是微量（輕微）的階段，可透過積極的血糖、血壓、血脂肪的控制而回到正常的數值；一旦超過 300 毫克就是明顯的腎病變，此時即使積極的治療也無法完全回復到正常的階段，但還是需要積極控制，延緩腎功能的衰退速度。即使是最後仍然需要接受洗腎，也能延長發生的時間，所以早發現早治療也是很重要的。

腎病變分期表

分期		腎絲球體過濾率 GFR (ml/min/1.73m2)	尿液白蛋白或蛋白／肌酸酐比值 Albumin／Creatinine Protein／Creatinine
正常		≧ 60 且	白蛋白／肌酸酐比值 < 30mg/g
異常	第 1 期	≧ 90 且	白蛋白／肌酸酐比值 ≧ 30mg/g 或尿蛋白／肌酸酐比值 ≧ 150mg/g
	第 2 期	≧ 60 且	
	第 3a 期	45 ～ 59	
	第 3b 期	30 ～ 44	
	第 4 期	15 ～ 29	
	第 5 期	<15	

尿液白蛋白／肌酸酐比值分期表

	正常	微量	巨量
白蛋白／肌酸酐比值（mg/g）	< 30	30~299	≧ 300

◆ 視網膜病變

視網膜病變是糖尿病第二普遍的併發症，約占糖尿病人的20%~30%。

視網膜內有許許多多的微小血管，這些小血管若長期浸潤於高血糖之中，會造成血管病變及造成血流通道受阻，會在較為脆弱的地方產生小血管瘤與新生血管，這些異常的血管並不會影響眼睛接收影像，也不會直接影響視力，所以有視網膜病變的人並不會自己察覺。

這些異常的血管非常脆弱，容易破裂造成出血，也就是所謂的「視網膜剝離」。出血的範圍大小及區域決定影響視力的程度，嚴重時會導致失明。

視網膜病變雖然可怕，但卻是可以預防的，透過每年定期的視網膜檢查，可以及早發現或治療。當異常血管較多或是位置較危險時，眼科醫師可能會建議使用雷射方式來治療，視網膜的雷射依血管瘤分布範圍決定進行部分及全視網膜雷射，當需要雷射的範圍較廣時，通常會分批、分區塊進行，有些病患反應經過幾次雷射之後，視力反而變差，進而中斷或抗拒繼續治療，這會導致治療不完全，危險的異常血管依然存在，隨時有破裂的風險。

為什麼雷射治療後，視力不是變好而是變差呢？

這是因為雷射治療基本上是使用燒灼的方式將血管瘤燒掉，像是電燒一樣，預防血管破裂出血。但是在燒灼時一定會影響到周圍的健康組織。以致於視力會比原來倒退一些，但是會大幅降低血管破裂出血而造成失明的風險。預防與阻擋視網膜病變惡化最重要的健康維護，就是良好的血糖控制。

◆ 心臟、腦部血管病變

長期高血糖也會影響大血管，讓心臟血管硬化與狹窄，它會導致我們的冠狀動脈疾病，造成心肌梗塞。

糖尿病造成冠狀疾病的危險性是相當於發生過心臟病的人，所以糖尿病跟冠狀動脈疾病與心血管疾病，已經是劃上等號的。通往腦部的大血管也會病變，可能會引起腦中風，如果三高都控制不好，中風的機率會大幅增高；反覆小中風不易發現，雖然不至於影響手腳行動，但智力退化會變很快。

要維護心臟或腦部血管健康，要特別著重血壓與血脂肪的控制，由於低血糖會引發心臟病發作的風險，對於有嚴重冠心病或中風行動不便的人，反而血糖控制不能過於嚴格，要以不發生低血糖為原則。

血管的健康和飲食習慣也有關，不抽菸、多蔬菜、少肉類、勤運動都有很大幫助。

◆ 口腔保健也很重要

高血糖的人容易罹患牙周病！

口腔中的細菌會因為高血糖而更容易生存，患牙周病的時候血糖會不容易穩定，所以糖尿病的患者應該要重視口腔的衛生，就算沒有不舒服也要看牙醫，定期洗牙及檢查。

◆ 腸胃系統和泌尿系統

　　長期高血糖也會影響腸胃系統和泌尿系統，人體的腸子蠕動和膀胱排尿，都依賴神經系統一起運作，這類神經稱作「自主神經」，如果神經受損，就容易發生腹脹、腹瀉；若經常排尿不完全，就容易導致泌尿道發炎。

　　另外，男性的勃起功能也會因為神經病變而受到影響，造成陽萎，這是男性糖尿病患很常見的問題，也經常較難向醫師啟口，通常在例行年度併發症的篩檢時，也不容易被診斷出來。其實，只要將三高控制好，就會得到某種程度的改善，目前也有安全有效的藥物可以治療。所以，若是遇到這樣的問題一定要向醫師諮詢，切勿自行購買偏方服用或是塗抹，捨本逐末，無法解決造成健康危機的原因。

　　神經病變的改善需要長時間耐心的調整血糖，時間可能長達好幾年，需要勤快量測血糖，學習精細的食物調整配合，透過逐漸回復血糖平穩，來徹底回復身體的健康。

◆ 腳無力、失去知覺

　　神經系統的病變會讓腳對痛的感覺遲鈍。曾有患者被圖釘刺到腳，在做檢查時圖釘還在腳上，但他完全不知道，也沒有感覺到痛。「腳麻」是一個警訊，因為足部需承受站立、走路、跑步時產生的直接壓力與摩擦，即使沒有外力影響，過度的摩擦就會發生水泡、潰瘍，這類傷口未及時治療，一旦發生感染時，容易很快惡化到需要局部手術或截肢才能使傷口癒合。

　　另外，四肢末梢的血管本來就較細，糖尿病引發的血管病變會使末梢循環更差，如果血管硬化嚴重或冬天溫度低造成血管收縮，導致血流不暢通就會血管阻塞，造成壞死與截肢。

　　如果走一小段路腳會痛，不是痛在關節上而是痛在小腿肚，休息一下會改善，這是下肢血流不足的徵兆，醫學上稱做「間歇性跛行」，如果有這個症狀一定要請醫療團隊作檢查，及早發現的話，可用運動、血管氣球擴張術、人工血管等方法來改善血流，避免截肢的厄運。

　　要保護腳部免於發生傷口或壞疽，不能只靠醫療團隊，除了三高控制外，戒菸、運動、學習每天足部自我檢查都是不可或缺的健康管理措施。

3 Chapter

控制血糖篇

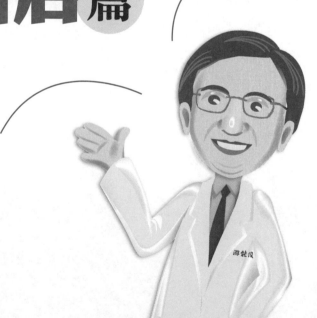

掌握身體的數字密碼

　　開始治療糖尿病，就有一連串的數字經常出現在醫療團隊和您的討論中；血糖、血壓、血脂肪、腎功能、飲食熱量、運動強度、胰島素劑量等都是數字。首先，要了解數字所代表的是健康或治療狀態，這些數字經常在變動，血糖與血壓更是幾分鐘就會些微起伏變化。掌握數字密碼，就可以提供健康管理的方向與目標，改變健康數據靠的是「行動」。

　　積極控制血糖可以減少許多併發症，例如：視網膜病變、心衰竭、心肌梗塞、中風、神經病變及肢體壞死等，因此確定罹患糖尿病，血糖值就應該成為平時最關心的數據。

　　病患也不必被密密麻麻的數據困擾，而試圖去掌控每一個數據，畢竟人不是機器，行動與實踐可以帶領我們邁向健康的道路，過於斤斤計較下一步，有時反而進退失據，平添困擾。只需要放鬆心情、積極與醫師配合治療，血糖值在努力之下就會逐漸獲得控制。

如何掌握「血糖值」？

當診斷出糖尿病後，只要能掌握住第一個數字密碼－血糖值，血糖就好控制！

◆ 認識血糖值

剛得糖尿病時，血糖數值會高出正常值許多。當討論血糖數值多少時，首先要釐清這是餐前或是餐後血糖。

餐前血糖必須是距離前一次進食超過 4 個小時，餐後則從進食算起，4 小時內都算是餐後。

最常運用的是：餐後 2 小時血糖（一般只針對懷孕期間建議測量餐後 1 小時血糖）。測量同一餐的餐前與餐後 2 小時血糖稱為「配對血糖」。血糖會隨進食、運動與藥物改變，剛開始治療階段或是使用胰島素治療者，血糖每一天的變動會很快速，可能每 1~2 週就要檢視

血糖數據與調整治療，抓緊這個步驟，穩定後就可駕輕就熟，3~6月內達到控糖目標並非難事。

◆ 血糖值標準

血糖目標會因年紀、自我照顧的能力、有無嚴重的血管或神經病變等因素而斟酌調整。

一般而言，餐前血糖的目標值為 90~130 mg/dL，下限可訂在 90~100 mg/dL，以避免低血糖。下限之所以會設在 90 mg/dL 左右而不是 70 mg/dL，是安全又務實的指標設定，因為 70 mg/dL 以下就是低血糖。筆者多年來的經驗是：將餐前血糖的目標值訂為 90~130 mg/dL。

餐後 2 小時血糖的正常值是小於 140 mg/dL，但大多數的情況很難控制到這個目標，較務實可行的目標是 150~180 mg/dL，或是運用配對血糖計算 2 小時血糖與餐前血糖的差距，目標是一餐的血糖增加 30~60 mg/dL 這個範圍。

• 實務操作

例：餐前血糖 100 mg/dL，正餐的食物包括：飯一碗、滷雞腿一隻、炒青菜一碟、蔬菜湯一碗、香蕉一根，在餐後 2 小時測的血糖為 180 mg/ dL，增加了 80 mg/dL 的血糖，超出目標範圍。

改善方式：

第一步，先找出含醣的食物：飯跟香蕉。

第二步：檢視分量是否有調整空間。可以嘗試將香蕉減為半根或是飯的分量減少為 8 分滿，然後再試試看這樣的分量是否能改善。如果未改善，也許需要嘗試再減少分量。

　　運用這種觀察餐前餐後血糖來搭配食物調整，有許多人減少了藥物的劑量也能控制住血糖，而且體重也減輕了。

血糖建議標準值

血糖目標	空腹／餐前	餐後與餐前差異	睡前	糖化血紅素
兒童及青少年	90-130		120-150	<7.0%
一般成年人	90-130		120-150	<6.5%
健康老年人	90-130		120-150	<7.0%
多重慢性疾病老年人或輕度認知障礙或低血糖風險高或嚴重血管併發症	90-150	增加範圍 30-60 mg/dL	120-180	<8.0%
需要他人照顧的老年人或中到重度的認知障礙或預期壽命短	90-180		180-200	<8.5%

游能俊醫師根據 2021 年國際指引修正

如何正確自我
量測血糖？

A:

　　鼓勵自我測量血糖的原因在於能掌握每次進食後的血糖增加幅度，亦可時時掌握治療的變化及節奏。

◆ 自我量測血糖的好處

　　雖然去醫院抽靜脈血檢驗的誤差落在 5％左右，但至少要等半小時到 2 小時不等的時間，經常緩不濟急，例如：糖尿病患已經感覺血糖過低，但還要等 2 小時抽血檢驗報告，可能等待的過程中就已昏迷，那是非常危險的情況；又或者糖尿病患要施打胰島素，想偵測自己的血糖調整劑量，就需要最即時的數值。

　　病患可能一個月或一年才見醫師幾次面，以一年十個不到的血糖數據，要來掌握良好的控制，對絕大多數患者是難以達成的任務，所以鼓勵自己測量血糖並且記錄，好處是除了可以用血糖數據和醫生討論外，也可以自己鑽研血糖變化的軌跡。

　　假如觀察到血糖一天一天增高，就知道是個警訊，可能要請醫師調整用藥或自己改變飲食；如果血糖一天比一天低，自己就要思考，如果藥物再吃下去，會不會反而變成低血糖？自我測量更能掌握每次進食後的血糖增加幅度，可以時時掌握治療的變化及節奏。

　　糖尿病患使用精準度高的血糖機，可以有效的作為飲食調整、高低血糖預防與藥物劑量使用的參考，幫助病人把血糖控制平穩，降低日後併發症的風險。

◆ 當血糖機不準確時可能會出現的現象

• 將高血糖驗成低血糖時：

　　實際血糖值高，驗起來偏低，會誤以為血糖值正常或偏低，進而減少藥量或增加食物分量來平衡血糖，結果導致血糖越來越高。

• 將低血糖驗成高血糖：

　　當血糖值已經偏低，此時應該做低血糖的處理，例如：攝取含醣食物或是減少藥物劑量。但若數據不能準確反映出低血糖，將會導致錯誤判斷，例如：增加藥物量，這可能會發生嚴重低血糖昏迷的危險，危及病人的生命安全。

　　血糖機數值準確與否，關係著病患安全與治療調整的正確性，特別是需要密切監測與做治療調整的病友，例如：所有使用胰島素治療的病友、新確診的糖尿病患者、懷孕時期、血糖經常過高或過低者，血糖機數值的準確性，會嚴重影響治療結果與用藥安全，使用者與醫療人員應特別謹慎加以重視。

◆ 血糖機符合 **FDA** 認證，並不代表符合精準度規範

過去 FDA（衛生福利部食品藥物管理署）也提出認證標準，但近幾年來 FDA 直接採用 ISO 15197 認證。因此，當產品僅提出 FDA 認證通過， 而未提及 ISO 15197 認證者，其精準度未必能符合當今規範。

血糖機的 **ISO15197** 證認

	2013 年新標準		2003 年舊標準	
	血糖值（mg/dL）	容許範圍	血糖值（mg/dL）	容許範圍
較高數值	≧ 100	±15%	≧ 75	±20%
較低數值	< 100	±15 mg/dL	< 75	±15 mg/dL

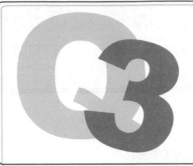

影響血糖機數值準確
性的因素有哪些？

　　購買血糖機除了要有 ISO15197 認證外，也要注意有許多原因也可能會影響數據的準確性。

◆ 影響血糖機準確性的因素

1. 試紙有效期限及新鮮度：

　　試紙上有反應化學藥劑，使用過期的試紙將可能產生極大的誤差。即使在有效期限之內，試紙準確性也會因開瓶時間越長，而降低準確性。建議開封後儘可能在 3 個月內使用完畢。

2. 潮濕、濕度：

　　試紙上的反應化學藥劑會隨著使用時間、試紙瓶乾燥劑失效、反覆打開試紙瓶蓋，或是在潮濕的環境下，瓶蓋未迅速關閉等因素而受潮，進而影響其與血糖機間的電極反應。一旦試紙受

潮，血糖值會出現偏高反應。所以每一次取出試紙之後，應儘快將試紙罐正確密封，縮短試紙與空氣接觸的時間。

3. 溫度：

溫度也會影響血糖試紙，所以在購買血糖試紙之後，不可放置在高溫的環境之下，例如：沒有空調的車上、摩托車的行李箱、電器旁或有日照的地方；也不可以將試紙放置於冰箱內。

4. 調整編碼、更換晶片：

有些廠牌的血糖試紙有編碼，可微調每一批出廠血糖試紙間的差異。若使用的廠牌為晶片校正，則每更換一罐新試紙時，要一併更換新的晶片，以確保試紙數值準確。

5. 設定血糖機的正確時間及日期：

有些廠牌的血糖機編碼晶片會記憶血糖試紙上的有效期限。若血糖機上的時間日期不正確，將可能誤判血糖試紙效期，造成錯誤的檢驗結果。

6. 正確採集血液：

採血一定要兩手擦乾；手部未擦乾、血液量不足、用力擠血、酒精未乾等，都可能造成血液中的血糖被稀釋，而驗出比實際偏低的血糖值。

7. 乾淨的手指：

假如您用手拿過糖果、水果，或剛用手擦過倒在桌上的飲料，含有糖分的手指，驗出來的血糖可能會嚇您一大跳喔！

8. 產品本身因素：

不穩定的試紙產品、不同製造批號的試紙、包裝瓶裂縫或破損、乾燥劑無效、血糖機受損等產品因素，都有可能造成誤差過大。

◆ 比對血糖機準確性的方法

不知您有沒有發生過明明飲食都差不多，但是血糖值卻比以往高的疑問？

其中的一個原因可能是血糖機出了問題。這時您應該把血糖機拿去做個比對與校正，比對方法有兩種：

1. 使用品管液

有些血糖機廠商會提供品管液，這些模擬血糖的品管液已事先調整好容許數據範圍。品管液主要是用來代替血液，可以檢查血糖機與試紙是否可正確運作，但不代表和生化儀比對結果。目前市售的試紙大多不包括品管液。

2. 和大型生化機比對

病人可以於每三個月到醫院或診所抽血時，作血糖機和實驗室大型生化機之間的血糖值比對，請務必要使用同時間採取的血液，並且要使用空腹血糖來做比對才會準確。

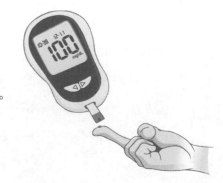

◆ 有效管理血糖

如果用血糖機測出來的血糖稍高或稍低，是可以在醫療人員的指導下，根據血糖的變化，自己調整少量的藥物。但是如果是使用口服藥物的人，不建議自己依據血糖變化而增加藥物，但可以在醫療人員的指導下，測得血糖數據偏低，例如：低於 90 mg/dL 時，可以調低會造成低血糖的藥物劑量。

因為口服藥的藥效在身體代謝的時間較長，影響的時間也會因人而異，無法精確掌握每一次藥物影響的程度，不建議自行增加劑量。

雖然不建議增加口服藥物，但在血糖逐漸降低有可能發生低血糖時，是可以減少一定劑量的藥物，這需要由醫師來指示哪顆藥減半顆或 1/4 顆，切勿自行任意增減劑量。

測血糖很容易觀察食物造成的血糖變化，可以在某一餐前後各測一次，飯前一次、飯後 2 小時量一次，適當的增加幅度在 30~60 mg/dL 之間。如果超過 60 mg/dL，代表吃太多醣類或高升糖的食物，但也有可能是胰島素分泌不足，這時候就算只進食少量含醣食物，血糖還是會升很高，這種情況下，就需要增加可以控制餐後血糖的藥物種類或劑量。

正確記錄血糖數值與飲食記錄，以作為和醫師討論因應之道的依據，就能有效改善餐後過高的血糖。

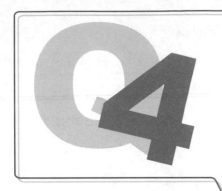

量測血糖的正確
時機？

雖然血糖機測量血糖快速又方便，但畢竟會痛也要花錢，因此要有規劃，讓數據能有效幫助我們調整食物與藥物。

測血糖最好是按表操課，而且要分散到不同時段，才能發揮最大效益。想到再量或是只量早餐前血糖，無法正確提供飲食對血糖影響及藥物整天療效的資訊；僅以早餐前血糖來代表一整天控制狀況是很不可靠的。

◆ 測量血糖的正確心態

量測時的心態也很重要，要抱著「偵探柯南」找線索的精神去探究食物、運動與藥物對血糖產生的影響。觀察到過高血糖，不要挫折，反而可以是「找出問題了」的心境，透過「觀察、找線索、下結論、做修正」的過程，就能自己掌握控制血糖的心得，千萬不要抱著給醫

師交差的心態，刻意調整量測時的進食內容，沒量測時又是一種飲食方式……這樣血糖無法達到平穩良好的控制，且糖化血色素還是會呈現過高的結果。

如何做好測糖規劃可以和醫療隊討論，常用的方式我們詳列在後。

使用胰島素控制血糖者，儘量每天平均 3~4 次測量；口服藥物控制者，可從一天一配對，再隨改善狀況調整減少到一週 6 次，等控制良好穩定後減至一週 2 次。

◆ 測量血糖常用的方式

從以下圖表，便能清楚了解測量血糖的正確方式與時機：

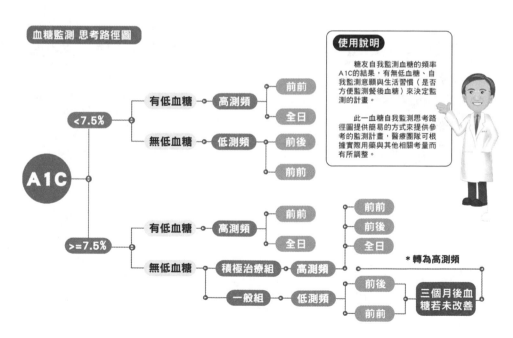

血糖監測 思考路徑圖

使用說明

糖友自我監測血糖的頻率、A1C的結果，有無低血糖、自我監測意願與生活習慣（是否方便監測餐後血糖）來決定監測的計畫。

此一血糖自我監測思考路徑圖提供簡易的方式來提供參考的監測計畫，醫療團隊可根據實際用藥與其他相關考量而有所調整。

前前配

1. 晨起＋午餐前

2. 午餐前＋晚餐前

3. 晚餐前＋睡前

4. 睡前＋晨起

＊ 1 ～ 4 輪流檢測

※ 晨起指的是剛起床的血糖， 跟早餐前血糖不太一樣， 除非起床馬上吃早餐。

前後配

同一餐的餐前＋餐後兩小時

＊三餐輪流

※ 晨起指的是剛起床的血糖， 跟早餐前血糖不太一樣， 除非起床馬上吃早餐。

全日配

晨起血糖＋午餐前＋晚餐前＋睡前

※ 飯後 2 小時量血糖，指的是從吃第一口就開始計算兩小時。

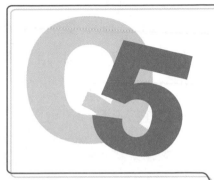

糖化血色素對血糖控制的作用？

：

「血糖」與「糖化血色素」是控制血糖與調整治療最重要的依據。

「血糖」代表檢查當下血液含糖濃度；「糖化血色素」可以反映過去 3~4 個月的血糖控制情況。血液中的葡萄糖會與紅血球中的血紅素不斷地結合，血糖濃度越高，與血紅素結合的比例就越多，紅血球的平均壽命為 3 個月，檢驗糖化血色素，便成為評估血糖控制狀況的最主要指標。但這項檢查只提供我們 3 個月的總評，有點像是期中考；而血糖檢查結果比較像是小考或是返家作業，兩者還是要配合，才能維持長期穩定的控制。

◆ 什麼是糖化血色素？

糖化血色素是餐前與餐後血糖的總和平均，但光從數值是看不出平日血糖如何高低起伏的。有貧血或紅血球變異疾病者可能會影響檢驗數值；此外，蠶豆症也能造成糖化血色素值偏低。

根據醫學研究顯示：將糖化血色素控制在接近標準，可以大幅降低併發症的發生。

◆ 糖化血色素標準

糖化血色素盡量要控制在 7% 以下，但針對不同年紀、罹患糖尿病時間長短，數值可以有些微調整。

- 一般成人：

  積極控制血糖可有效預防併發症發生，建議糖化血色素控制 < 7.0%。

- 年輕成人：

  若健康狀況佳，治療引起低血糖風險低的人，建議糖化血色素控制 < 6.5%。

- 70 歲以上老人：

  可視健康狀況、自我照顧能力、併發症嚴重度、預期壽命調高控制目標分別到 < 7.5%、8.0%、8.5%。

- 兒童與青少年：

  年紀愈小愈寬鬆，以避免低血糖造成智力發育問題與昏迷的危險。

國小之前、小學生、國高中等兒童青少年的糖化血色素應控制在 7.0% 以下；18 歲之後的控制目標與成人相同。大部分的成人建議糖化血色素應控制在 6.5% 以下，部分可以更嚴格在 6.5% 以下；餐前血糖：90~130 mg/dL；餐後血糖應 < 150 mg/dL。

- 孕婦

　　糖尿病患是可以懷孕生育的，最理想的狀態是計劃性懷孕。

　　在懷孕前建議將糖化血色素控制在 6.5% 以下，和醫師討論適合懷孕準備的用藥調整，檢查視網膜與腎臟有無併發症。有些糖尿病患者沒做好準備就懷孕了，這時候需儘速就醫，和醫師討論安全性與用藥調整。

　　懷孕期間最安全有效的藥物是胰島素注射，儘快將血糖控制至餐前 95 mg/dL 以下，餐後 1 小時 140 mg/dL 以下；餐後 2 小時在 120 mg/dL 以下。

　　絕大部分的母親在配合追蹤治療下，都可以達到理想的血糖控制。至於每位懷孕母親所擔心的胎兒畸形問題，現在婦產科的檢查非常先進，絕大多數能在產前檢查就可以釐清相關的疑慮，因此在產檢時，需詳細的告訴醫師自己的糖尿病史與血糖控制狀況。

高血壓對糖尿病患者
的影響？

血壓可分為收縮壓與舒張壓，正常的血壓數值是 120/80 mmHg 以下，無論舒張壓或收縮壓任何一個超過就算是血壓過高，一超過這個標準就建議應該調整飲食與運動來加以改善。

◆ **血壓數值標準**

血壓高對血管的影響是長期緩慢的，由於血管承受過高壓力時，會使血管內皮增生，所以變厚都是由內壁開始堆積，但增厚的血管彈性是較差的，這樣的情況會有二個後果：第一個就是血管壁厚到一個程度的時候，會堵塞住；第二個是彈性變差之後，血管容易破裂，就造成腦出血。

針對有糖尿病的人，藥物治療的血壓控制建議是：
收縮壓＜ **130mmHg**、舒張壓＜ **80 mmHg**，這兩者都要達標。過去

曾經將血壓控制標準訂在 140/90 mmHg 以下，但是經過醫學研究證明，控制在 130/80 mmHg 以下是最好。收縮壓超過 140 mmHg時，就必須靠藥物治療，但數值也不能降得太低；血壓太低容易引起姿態性低血壓。

血壓降到多少算太低呢？

大概是收縮壓降到 90~100 mmHg 以下，這時或許需要調低降血壓藥物的劑量。

◆ **量血壓的最佳時機**

自己在家量血壓有兩個較準確的時間：一是早上剛起床還沒有活動的時候；二是晚上休息、晚餐後或是睡覺前。血壓雖然沒辦法透過調整飲食獲得立即的改善，但血壓記錄可以提供給醫師，檢視血壓是否平穩或做藥物的調整。

另外，量血壓還有一點要注意：如果是有「白袍性高血壓」的人，就建議在家裡量血壓並記錄下來，回診時與醫師討論，醫師通常會依據家裡的血壓來決定藥物劑量。

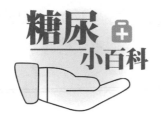

※ 姿態性低血壓

在改變姿勢時，尤其是由躺著突然坐起或站起，腦中的血液突然往身體和四肢流，導致血壓下降，收縮壓會急速下降超過 20 mmHg，會產生頭暈、視力模糊、眼冒金星等不舒服的感覺。避免姿態性低血壓，應該在變化姿勢時動作都要放慢。

※ 白袍高血壓

容易緊張型的人，只要進到醫院等環境，就開始莫名的有壓力、緊張起來，這時血壓也會跟著飆高，所以在醫院量血壓時往往都偏高，醫生根據那個血壓數字就會過量的增加很多藥物，但事實上回到家中測量都是低的。

※ 糖尿病併發高血壓的患者注意事項

患有糖尿病的病患，其發生高血壓的機率是未患糖尿病的病患 2 倍之多，如果有糖尿病併發高血壓，心血管、腦中風的機率也相對增高。患有高血壓，首先一定要先改變飲食習慣，少鹽、少油、多攝取纖維質，並且少吃高膽固醇的食物；另外，每週一定要有適量的運動，能促進新陳代謝並且降血壓；最後，一定要注意自己的身體變化，定期量血壓、量體重。

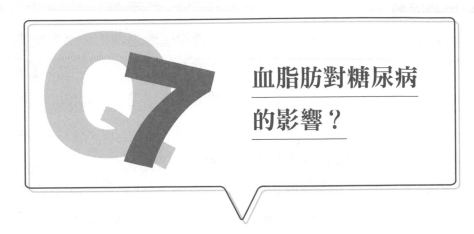

血脂肪對糖尿病
的影響？

　　血脂肪分為：總膽固醇、低密度脂蛋白膽固醇、高密度脂蛋白膽固醇及三酸甘油酯（分類為極低密度脂蛋白膽固醇）。

　　血脂大部分是來自肝臟的合成，約占了 7~8 成，其餘才是由食物提供。也就是說，血脂的代謝能力是血脂是否健康的主要關鍵，這也解釋了相同的飲食狀況，不同的人血脂檢查結果就不一樣。長期茹素的人可能也會發生血脂異常；飲用相同分量的酒，隔天三酸甘油酯受影響的程度也不同，但這不意味著飲食不用控制，而是強調對需要者藥物治療的重要性，**有糖尿病的人幾乎高達 8 成以上合併有血脂異常的問題。**

◆ 總膽固醇

總膽固醇是指血液中所有脂蛋白所含膽固醇之總和，這些脂蛋白代表的意義各有不同，其中只有高密度脂蛋白膽固醇對血管健康是有利的。有糖尿病人建議總膽固醇數值不宜超過 160 mg/dL，超過就應該治療；如果沒有糖尿病或心血管疾病，可以根據發生心血管疾病的風險度放寬至 200 mg/dL 或 240 mg/dL。

低密度與極低密度脂蛋白膽固醇容易沉積在動脈血管的內壁裡，時間一久血管內壁會有脂肪塊，除了血管內徑會變狹小外，這些脂肪塊有可能會破裂，使得血脂塊阻塞血管，造成冠心病、心肌梗塞、中風的危險。

◆ 低密度脂蛋白膽固醇

血脂肪中最應該注意的數值是「低密度脂蛋白膽固醇」，英文叫做 " LDL-C "。台灣對有糖尿病的人低密度脂蛋白膽固醇建議是低於 100 mg/dL。事實上最新的醫學報告都建議糖尿病患、有心臟血管、腦部血管疾病的患者，低密度脂蛋白膽固醇超過 70 mg/dL 以上就應該使用藥物治療，目標降至 55 mg/dL 以下。

降膽固醇藥物的效果與安全性，已經獲得醫學研究的證實，如果有效降低血脂並長期維持，即使心臟血管已因為狹窄裝了支架，都能保護血管不再惡化，甚至改善狹窄，有效避免將來裝更多支架或發生心肌梗塞與中風的危險。

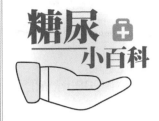

※ 冠狀動脈疾病

近幾年，心臟血管疾病一直高居台灣十大死因的第二位，其中冠狀動脈疾病又是心臟血管疾病的第三位，僅僅次於高血壓及腦中風。男性罹患冠狀動脈的機率是女性的 4 倍，但女性停經後罹患的機率也會升高；家族有病史、三高有其中一高、抽菸、肥胖的人，都是罹患冠狀動脈疾病的高危險群。所以，當感覺有胸痛、呼吸困難的狀況時就要有警覺，應立刻就醫治療。

◆ 高密度脂蛋白膽固醇

完整的血脂報告應包括：「高密度脂蛋白膽固醇」的數值，英文是「HDL-C」，數值愈高愈好，表示身體較有能力去清理不好的膽固醇。

男生的建議數值是 40 mg/dL 以上，女生則是 50 mg/dL 以上，這項報告通常一年檢查一次即可。

在治療血脂異常時，主要以低密度脂蛋白膽固醇、總膽固醇、三酸甘油酯為主，目前尚無醫療指引可以透過藥物來提升高密度脂蛋白膽固醇濃度，欲加以改善，建議可以從增加運動量著手，運動可以有效地增加好的膽固醇濃度。

◆ 三酸甘油酯

三酸甘油酯是血液中的一種脂質,從食物中影響增加的速度比膽固醇快很多,因此檢驗時一定要空腹才準確。

正常的三酸甘油酯是不超過 150 mg/dL,但到達 200 mg/dL 時才考慮開始使用藥物治療。

由於三酸甘油酯對血管健康的危害程度不像低密度脂蛋白膽固醇明顯,因此會同時評估高密度脂蛋白膽固醇是否不足(男性小於 40 mg/dL,女性小於 50 mg/ dL),才會建議是需要治療的。但如果三酸甘油酯超過 500 mg/dL,就容易引發急性胰臟炎,這是一個很嚴重會造成休克的疾病,所以一旦超過 500 mg/dL 以上,就必須使用藥物治療。

不同心血管危險因子的血脂肪控制建議:

危險因子 (註)	有糖尿病或 心血管疾病	至少 2 個	1 個	無
總膽固醇 (mg/dL)	< 160	< 200	< 240	< 280
高密度 脂蛋 白膽固醇 (mg/dL)	♂ ≧ 40 ♀ ≧ 50	♂ ≧ 40 ♀ ≧ 50	♂ ≧ 40 ♀ ≧ 50	♂ ≧ 40 ♀ ≧ 50
低密度脂蛋 白膽固醇 (mg/dL)	< 100 或 < 70	< 130	< 160	< 190
三酸甘油酯 (mg/dL)	< 150	< 150	< 150	< 150

（註）危險因子：

1. 高血壓

2. 男性 ≧ 45 歲，女性 ≧ 55 歲或停經者

3. 家族有人發生早發性冠心病（男性 < 55 歲，女性 < 65 歲）

4. 高密度脂蛋白膽固醇 < 40 mg/dL

5. 吸菸

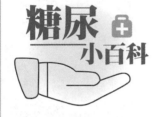

※ 糖尿病併發高血脂的患者注意事項

　　如果糖尿病患者又被診斷患有高血脂症，一定要改變生活習慣，首先可以從飲食和運動著手。患者應該少吃飽和脂肪，以非飽和脂肪及碳水化合物取代；勤加運動不僅可以減重，還能提升體內高密度脂蛋白膽固醇，降低低密度脂蛋白膽固醇。控制好血糖也能有效的降三酸甘油酯與低密度脂蛋白膽固醇。

腎功能數值對糖
尿病的影響？

◆ 尿液白蛋白與尿蛋白

尿液檢查中，可以反映糖尿病腎臟病變的是分子較小的「白蛋白」與分子較大的「蛋白」，這兩項檢查最準確的方式是和尿液肌酸酐一起測量，用比值方式來呈現。

「白蛋白／肌酸酐比值」的正常值是小於 30 mg/g，「蛋白／肌酸酐比值」的正常值是小於 150 mg/g，數值超出正常值愈多，病變就較嚴重。

「白蛋白／肌酸酐比值」是較靈敏的檢查，可以在較早期病變時就診斷出來，當這個數值超過 300 mg/g 時就從「微量白蛋白尿期」進入「巨量蛋白尿期」，表示不止「白蛋白」大量漏出，分子較大的「蛋白」也已出現在尿液中，這時候起檢查就會轉變為以「蛋白／肌酸酐比值」為主。

◆ **肌酸酐與腎絲球過濾率**

除了尿液檢查診斷外，檢查血液「肌酸酐」數值再換算成「腎絲球體過濾率」，也是不可或缺的檢查。有病變的人每一年檢查一次即可，但一旦發生病變時，每 3~6 個月就要追蹤檢查。這項檢查結果反映出腎臟清除廢物的「排毒」功能。

當尿液檢查出現「白蛋白」或「蛋白」過量時，就表示有慢性腎臟病，須進一步以腎絲球體過濾率來分期，可分為 1~5 期，其中第 3 期又分為 3A 與 3B。一旦腎絲球體過濾率數值比 60ml/mim/1.73m² 低，就表示腎臟排毒功能已喪失 4 成，這時候開始，不論尿液檢查是否異常，一律視為中或重度慢性腎臟病；若一直惡化至最嚴重的第 5 期，腎絲球體過濾率會低於 15ml/mim/1.73m²，排毒功能只剩 6~7% 不到，就幾乎注定須以洗腎方式來幫助身體排毒。

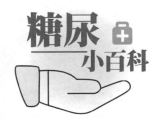

※ 腎臟病病患用藥注意事項

糖尿病患合併慢性腎臟病，若腎功能明顯衰退，就須要調整所使用的糖尿病藥物；「注射胰島素」是最合適的選擇，只有少數口服藥物可以使用於瀕臨洗腎或洗腎患者，因選擇極為有限，血糖不見得能得到理想的控制，因此還是以注射胰島素為主。另外，胰島素本身需要在腎臟清除，也是需要根據實際血糖控制狀況，斟酌減低劑量。

不用過度擔憂藥物腎臟排除與副作用問題，只要充分和醫師討論，即可達到控糖與安全兼顧的目標。

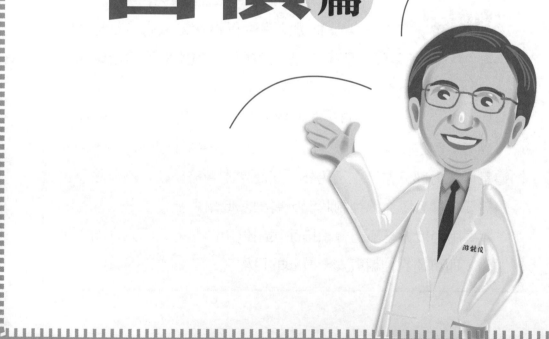

4 Chapter

生活
習慣篇

全方位照護，這樣做最有效！

　　糖尿病患想要控制血糖，除了吃藥和注射胰島素外，最重要就是要靠飲食、運動和規律作息來改善。飲食特別要注意哪些食物是含糖量很高的食物；有些人會以為吃起來不甜的食物比較不含糖分，例如：芭樂、薏仁或牛奶等，但是吃多還是會造成高升糖，像是牛奶，沒明顯甜味，但含有乳糖會轉變成葡萄糖。過去食物是滿足我們的口慾與填飽肚子，有了糖尿病後對所有吃進肚子裡的食物，都要約略認識屬於哪種營養成份。

　　體重過重和肥胖也會影響血糖，這時最好靠運動來減重，如果一開始身體無法負荷強度較高的運動，可以從最輕鬆的開始，時間可以漸漸加長，重要的是身體有活動，即使只是走路或伸展，對身體都是有益處的。

　　規律作息並不是一定要有嚴苛的時間表，而是要有良好的生活作息習慣，作息愈規律愈容易將測血糖、用藥、進食與運動輕鬆地排入日常生活中，不會手忙腳亂或漏東忘西。糖尿病患抵抗力本來就較弱，規律的作息能夠增強抵抗力，再配合飲食與運動，控制血糖不是問題！

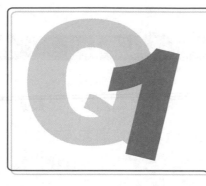

糖尿病患者需要的
心理調適？

糖尿病患者在得知患病時，除了自身的擔心、恐懼之外，來自週遭親友的關切和詢問，無形中也常常加重了患者的心裡負擔。

◆ 掌握健康新契機

剛知道有糖尿病時，對大部分的人都是蠻大的打擊與震驚，知道從此就要和「它」共處一輩子；它可以是您想甩卻甩不掉的討厭鬼，也可以是隨時提醒您注意健康的好助手。您可以想想如何和「它」相處？健康對自己、伴侶、家人、同事的影響又是什麼？有了糖尿病，10 年、20 年、50 年後的您願望是什麼？「轉念」的契機在您手上，面對它、接受它、認識它、掌握它，從此刻起，聰明吃、勤活動、定作息，您的健康不只來自對糖尿病的掌握，更是為自己負責的生活態度。

◆ 讓壓力成為成長的助力

在漫長的控糖歲月中,病情難免時有起伏,周遭的人,或許和您關係緊密、三分熟或陌生,對您的糖尿病無論是規勸、關切、建議、好奇、責備……都是一種壓力,**在回應自己或別人給的影響時,多一些「正向思考」**,針對疑惑常與醫療團隊討論,可以有效地在糖尿病控制的道路上堅定的前進。

糖尿病患心理層面需注意的十件事

常見壓力	面對方法
恐懼	別害怕!認識生活調整與配合治療,併發症只發生在疏於控制者。
鬱卒	釐清為何不快樂,和家人、朋友及醫療人員討論疾病對您的影響。
否認	正向面對別逃避,接受有糖尿病一起共處的身體與生活。
罪惡感	您沒做錯什麼事,所要做的就是為自己的健康負責。
缺少支持	參加病友聚會或活動,邀家人與朋友陪同,支持就在身旁。
過度關切	展現您對健康管理的自信,以感謝與微笑,回應他人的關心。
洩氣	學習是一條漫長的路,發掘問題,激勵自己不斷克服障礙。
過度反應	血糖難免起伏,過度緊張與壓力於事無補,讓糖尿病適得其所。
環境干擾	別讓周遭人、事、地、物控制您,善用您對環境的選擇與調適。
不得喘息	偶爾休個糖尿病假日,一到收假的時間,就能立即回到軌道上。

壓力和情緒對糖尿病
有哪些影響？

　　當身體面臨很大的情緒壓力，並且這個壓力會造成緊張、失眠甚至恐慌時，都會升高身體的壓力荷爾蒙，進而導致增加血糖；若是慢性的壓力，就不會讓血糖一下波動太多。但不論是急性或是慢性的壓力，面對壓力的時候，常常會造成生活作息、包括睡眠、飲食的混亂，例如，壓力造成食慾不振，而降血糖藥物正在作用，就可能會造成低血糖；或是有些人會靠吃東西來抒解壓力，就有可能飲食攝取過量。

◆ 糖尿病患常面臨的壓力

・量血糖

　　有時壓力大到會讓人不想去面對血糖值，因為如果看到高血糖，壓力也會隨之而來。當越是不想去面對，量血糖的次數就會越來越少，

藉此來逃避壓力。一旦減少測量，就無法掌握血糖的變化，就不能做一些幫助血糖穩定的調整。

- 吃藥

　　另外，壓力也會影響到吃藥，因為有時候壓力會讓病患什麼事都不想做，甚至連吃藥也變得有一餐沒一餐的。

- 疾病本身

　　但是有些人的壓力是來自於「面對這個疾病」的本身，這個是比較深層的心理問題，也是病患普遍的問題。大部分的人得知罹患糖尿病時，都會覺得「為什麼是我？」會有憤怒或否認的情緒。當在「否定我有這個疾病」的情況下時，家人的關心、陪伴就很重要。有時候只能往前看；往前看意思是指：現在知道有這個問題，逃避可能是你可以選擇的一種方式，但是面對會比逃避好，因為逃避會造成將來更多的問題。

- 生活習慣

　　有些人的壓力是無法改正以前的生活習慣，例如，從前跟同事、朋友吃飯都大吃大喝，都不覺得要去注意什麼事情，但現在被醫生提醒，愛吃的高油脂、高糖分的食物要少吃一點，酒要少喝一點……一上菜之後，可能就顯得不自在了，因為會不斷地被提醒這些事情。

◆ 不只影響病患，也改變周遭的人

有了糖尿病就是身體進入另外一種情況，也表示要因此做些生活上的調整。請試著思考：過去的生活習慣、應酬的習慣，或是聚餐的習慣，在維繫感情上是必要的話，那有沒有可能同時在食物攝取上去做調整？現在大家普遍比較重視健康，或許你可以把知道的健康飲食知識和朋友分享，不再只是吃飯、喝酒，可以在這些社交場合裡去談這些話題。

另外，在跟家人的相處上也難免有壓力。當家人知道你有糖尿病，就會開始叮嚀你的糖尿病，所以整個家庭要一起學習怎麼樣跟糖尿病患相處，就像是家裡多了一個人，但是這個人叫「糖尿病」，也因此家裡用餐、飲食的氛圍都會改變；吃飯對家庭而言，不再只是裹腹、飽餐一頓，而是攝取均衡的營養。

危機就是轉機，或許它就是改善健康的一個契機，在家人的支持之下，一起改變全家人的飲食，我們一起陪伴糖尿病的家人吃健康的飲食，這個健康飲食其實也是在投資整個家庭的健康，是一個好的轉念。

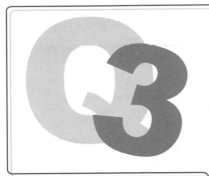

如何有效抒解壓力？

A：

糖尿病患者一旦有壓力時，對於血糖的控制也有很大的影響。

有些病患光是覺得天天要量血糖、打針、吃藥，或者每次要去看醫生交血糖的成績這些事，就覺壓力其大無比；若血糖成績又不好，就會一直陷在那個壓力裡。但有些人的壓力是只有在看醫生的那一剎那，醫生再怎麼耳提面命，回去就把它拋到後頭去，而不處理那個壓力。

◆ 壓力也會影響血糖

到底該怎麼做才能好好處理「血糖」這件事呢？

• 保持正確心態

或許你可以試著鼓勵自己，雖然鼓勵也會有小壓力，但不是屬於那種苛責自己、逼自己做做不到的事情的壓力程度；有時候，一點點壓力反而是一種進步的動力。

　　通常病人去看病之前或多或少都有些許壓力，尤其在還沒看到自己的抽血結果之前，都會緊張一下：「我這次是會多一點，還是少一點？」但通常這種壓力只會在和醫師對話的幾分鐘裡發生。藉由每一次回診的檢查，也可以檢視這一段期間的生活作息和為控糖而努力的成效，有時這結果符合期待，那麼就可以鼓勵一下自己；但若結果和期待有落差時，也不必覺得對不起誰，而是要回到內省。內省就是指：如果都有在做該做的控制，比如該量的血糖有量，該注意的食物有注意，永遠抱著學習改進的態度，一步步地往前邁進，那就很好！比較糟糕的情況是：不願意或沒有能力回到內省，而以逃避的方式試圖擺脫壓力，逃避不再去看血糖報告，只會在看醫生時答應醫生做好血糖控制，回家卻不再做任何的改變。

• 用「加減法」穩住血糖

　　用什麼方法能讓自己不逃避血糖控制的問題？「心態轉換」是第一步。例如：在達不到進步的目標時，想想有沒有什麼方式可以穩住血糖？比方說，能不能先做到不退步？或是可以表列出多做哪些事—「加法」，和可以避免、或是少做哪些事—「減法」。「加法」就是去做一件你平常沒有在做的事情，或是說沒有做到那個次數的事情，例如：開始運動或增加運動的強度；「減法」就比如喜歡吃下午茶的人，或許這就是血糖升高的原因之一，你可以減少下午茶的次數或是減量。表列出來後，看看哪一個你比較容易做得到。

　　生活中的種種壓力，有時再加上控制糖尿病，確實會讓人覺得片刻不能喘息、放鬆，所以，適時該給自己有喘息的空間，調整一

下自己的步伐，在不發生高血糖急症或身體不適的前提下，給自己一段時間，再重新出發。

◆ 抒解壓力的方法

壓力的來源有很多，有些是家庭、工作、朋友或感情上，這只能靠自己去調節，醫療團隊很難介入或去協助解決這些私人情緒。

對於容易緊張或情緒容易波動的人，這裡有幾項抒解壓力的建議：

1. 呼吸調節法

   深呼吸吸飽的時候憋氣憋 5 秒，然後再把氣放掉，反覆這個動作 5~10 分鐘，它可以達到舒壓的效果。

2. 從事自己喜歡的消遣

   例如：散步、聽音樂，都是很好的抒壓方式。

3. 好好睡覺

   在壓力大的時候，好好睡個覺，對壓力的緩解也是很有幫助的。特別是壓力會造成情緒上的困擾，當外在的刺激愈多，心裡的壓力就會更大或更煩燥，因此不建議在睡覺前接收過多外來的訊息。建議：睡覺前少看會讓情緒浮動的東西，最好是睡前 1 小時就關掉電視；或是睡前聽聽音樂、閱讀，都能減緩壓力，幫助睡眠。

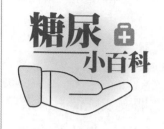

※糖尿病患生氣時，小心會中風

　　「生氣」對血管健康的人，不至於是中風的成因，但糖尿病患者就要特別注意了。如果因血糖、血壓、血脂肪沒控制好，血管就容易硬化，嚴重的血管硬化易造成血管阻塞。而所謂生氣引起中風，是血管破裂引起腦出血，前提通常是血管原先已存在異常變化，才會在壓力下破裂。糖尿病患者要特別小心！

　　運動會讓血管維持較佳彈性，又能調節心情，在日常生活作息中多一些身體活動，不僅能有效調節血糖，更能幫助維護身心健康。

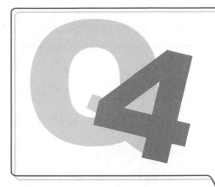

控制體重可以
有效降血糖嗎？

A：

◆ 理想的減重目標

糖尿病患必須控制體重，BMI ≧ 24 kg/m2 是過重；BMI ≧ 27 kg/m2 則屬於肥胖。

（BMI 身體質量指數：BMI ＝體重（公斤）/身高^2（公尺）^{2}）

過重或肥胖的人最好能減掉體重，或是將體重減至 BMI：18.5 ～ 23.9 的理想範圍內。 在接受糖尿病治療後，如果已經過了半年的用藥調整階段，但是體重還是不斷增加，而且是超出標準範圍，通常表示吃的熱量超出身體的消耗量。

過多的熱量會使血糖升高而且體重上升，含熱量最多的是脂肪，每公克的脂肪提供 9 大卡的熱量；而每公克的醣類與蛋白質提供 4 大卡的熱量。除了脂肪造成的高熱量攝取外，飯後血糖升高也是體重會增加的原因之一；如果餐後的高血糖，沒有造成明顯的多尿，

葡萄糖沒有隨尿液排出，過多的葡萄糖會在藥物作用下，在 3~4 小時後慢慢下降，葡萄糖很快地變成熱量被我們身體所合成、吸收。

所以在控制體重的時候，在食物的選擇上除了避免高油以外，糖尿病還要控制血糖的增加，盡量選擇低醣及低升糖的食物；**控制血糖增加幅度，也是控制體重增加一個很好的方法。**

要有效地利用減重來降低血糖，至少以減少 5％的目前體重當第一個目標，達到之後，再往 10％邁進。這期間仍要維持良好的血糖控制，不能為了減重而任由血糖飆高藉以減輕體重；在控制體重與血糖兩者之間，永遠要以控糖為優先，才是正道。

使用代謝手術減重有 7~8 成的人能有效地控制糖尿病、降低血糖，甚至維持 5~10 年都有良好的效果。

◆ 減重過程注意事項

通常在減重的人會有以下幾個迷思：

- 禁食

禁食就是整天不吃東西，所以會快速地讓身體熱量減少，但是有糖尿病的人不建議使用這種方式。食物的用量一下減少太多可能會造成低血糖。控制體重的飲食方式還是要定時定量，不是完全禁食，例如：某一餐刻意吃得很少，而早上吃的藥可能會作用到中午、下午甚至到傍晚，所以早上吃藥，如果中餐沒有進食或沒吃主食，就可能會造成低血糖。

在沒有正常進食的情況下或是遇到齋戒進食，一定要和醫師討論藥物如何使用，哪一些藥是在禁食時不能服用、暫時服用或減輕藥量。

- 減愈快愈好

減重的過程中，消耗的不是只有脂肪，不當的減重方式會消耗掉身體的蛋白質，例如：人體的肌肉、臟器等都是蛋白質。合理的減重大約是一星期 0.5~1.0 公斤，如果是一星期 1 公斤以上的減重，不見得適合每一個人。所以不能一味靠著節制飲食的手段，還是要維持一天攝取 1000~1200 卡左右的熱量；長期熱量攝取不足，有些問題會出現，例如：在激烈減重的時候，人體的尿酸會比較高、膽囊容易生病，營養不均衡的情況下有可能會有鐵質、鈣質攝取不足的問題。若遇到減重瓶頸的時候，不借助藥物真正的方法是：增加運動量。

- 相信只吃某一種食物就可以減肥

食物對體重影響的關鍵主要是熱量與含醣量，多選擇低脂肪、低升糖、高纖維的食物，就能達到血糖與體重雙重管理的效果，才不會集中大量使用單一食物，造成營養不均衡。

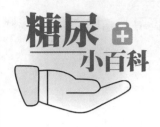

※ 酒精也是肥胖的關鍵

　　許多人飲食正常，但體重卻一直降不下來，有可能忽略的一個關鍵就是飲酒。油的熱量每公克 9 大卡，而酒精是 7 大卡，攝取的熱量與飲酒量、酒精濃度、含糖量有關，　所以過量的飲酒也會造成體重增加。

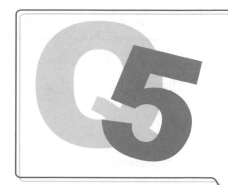

降血糖也會增加體重？

當血糖很高的時候體重會減輕，而且會瘦得非常快，因為高血糖時身體無法利用葡萄糖，過多的葡萄糖會經由尿液排掉。當透過用藥將血糖控制住之後，營養會開始吸收，所以剛開始接受治療後，大多數的人會增加一些體重。但病人卻不希望體重一直增加，有些人會因此抗拒用藥，甚至用停藥的方式，讓體重再減回去。

◆ 血糖與體重控制的平衡

那麼有沒有方法讓血糖與體重控制能達到平衡呢？答案是：並非不可能。例如： 使用胰島素治療時，它會讓我們的營養快速吸收，所以使用胰島素治療的病患很難使體重下降。但以治療的順序上，要先讓血糖控制保持穩定，才來討論體重管理，可以透過控制食物、增加運動來做調整，只要用對方法，還是可以維持良好體重。

　　建議可以和營養師學習計算食物熱量，多練習運用配對血糖來減少餐後血糖上升幅度，再從血糖進步的數值中，留意是否已出現可調低藥物劑量的訊息；或是提供血糖監測數據和醫療團隊討論，有計劃地增加運動量……這些都是幫助血糖控制的有效方法。

◆ 藥物對體重及血糖的影響

　　糖尿病的治療藥物對體重及血糖各有不同的影響（如右圖列表所示），你可以藉此更了解自身用藥內容的作用，同時也更能掌握對體重和血糖有什麼不同的反應和影響。

「糖尿病治療藥物對體重及血糖的影響」一覽表

種類	使用	作用原理	體重影響	血糖過低
雙胍類	口服	抑制肝醣、增加敏感性	無影響	不會
磺醯尿素類	口服	刺激胰島素分泌	增加	會
短效胰島素分泌刺激劑	口服	刺激胰島素分泌	略增加	會
α-葡萄糖解苷酶抑制劑	口服	阻斷雙醣分解成單醣	略減輕	不會
胰島素增敏劑	口服	增加胰島素敏感性	明顯增加	不會
二肽基肽酶 -4 抑制劑	口服	阻斷腸泌胰素代謝，促進胰島素分泌、抑制升糖素	無影響	不會
鈉-葡萄糖共同運送器 -2 型抑制劑	口服	增加尿糖排泄	減輕	不會
類升糖素肽 -1 類似物或促效劑（GLPIRA）	注射口服	增加腸泌胰素濃度	明顯減輕	不會
胰島素	注射	補充胰島素	明顯增加	最明顯

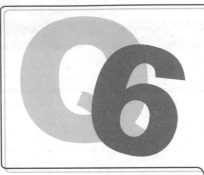

運動對糖尿病患者
有哪些好處？

◆ 身體動起來，血糖降下來

運動到底能帶來哪些好處呢？

• 幫助血糖控制

雖然短時間的血糖變化，因為腎上腺素刺激與肝醣釋放是上升的，等再過幾小時，身體就開始回補肝醣，之後血糖就會下降。

通常要看到較立即的血糖下降，在飯後運動效果是比較明顯的，這時候身體會利用較多食物所增加的血糖，也可以避免運動時發生低血糖。但是如果餐前血糖超過 250 mg/dL 或飯後超過 300 mg/dL，是不建議運動的，因為運動開始時，血糖會短暫增加，造成血糖濃度更高，此時要避免過度激烈的運動。

- 改善細胞接受體的功能

　　運動除了能代謝葡萄糖外，還會改善細胞接受體的功能，讓細胞處理葡萄糖的能力比較好。最好是有規律的運動，一星期加起來要有 150 分鐘；至少不要間隔 2 天以上不運動，儘量是天天運動或隔天運動，不要一星期只是運動 1 天，這樣改善血糖控制的效果是不明顯的，因為運動之後血糖促進的代謝效果最長就只能撐 2 天。

- 改善血脂

　　雖然運動對下降低密度脂蛋白膽固醇的效果有限，但因會增加身體好的膽固醇，而好的膽固醇對心血管是有幫助的，可以有效改善血脂肪。

- 預防「肌少症」

　　年紀愈來愈大的時候，長期缺少運動的人，肌肉就會變少，肌力也會慢慢衰退，平衡感也會受影響，所以容易造成跌倒。有規律運動的人，較能防止「肌少症」，可以預防發生跌倒意外。特別像是走路、步行、小跑步等等這類運動，它比較可以預防骨質疏鬆症，還會鍛練我們的心肺耐力。

- 改善睡眠品質

　　規律運動對我們的睡眠也有幫助，還能舒壓、緩和情緒、增加自信，甚至有助於拓展生活圈。

　　綜合以上，與其只著眼運動在降血糖上面的好處，更應強調運動帶來身體全方位的幫助，即使沒有罹患糖尿病的人，為了身體代謝的改善還是要維持基本的運動。

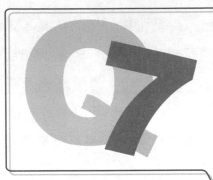

適合糖尿病患者的 運動建議？

◆ 糖尿病患者適合從事的運動項目

運動最常見的分類是：有氧運動、阻力訓練與柔軟和伸展三個部分。

• 柔軟和伸展

柔軟和伸展常常是跟有氧與阻力運動結合在一起，例如：跑步之前就要做關節活動及熱身才開始跑步；跑步之後，要伸展、拉筋，這樣可以減少運動傷害。

運動結束後，另一個步驟是緩和氣息與肌肉，不管今天是要做阻力訓練或是有氧運動，柔軟和伸展都應該融合於運動前後；即使只做柔軟和伸展運動，對現在的一般民眾，都可以減緩上班族辦公室常有的肌肉痠痛、腰痠背痛的毛病。

- 有氧運動

　　要知道每次有氧運動有沒有達到目標，除了運動時間外，運動強度也很重要。現在市面上有運動專用的手錶，可以觀察心跳速率，通常到了設定的目標，還要再維持 10~15 分鐘左右，才會達到足夠的強度與維持時間，最後再做一些緩和運動。這是要給積極從事運動者的建議，一般人運動可以不用這麼精細地測量，只要運動後心跳有加快、有點喘的感覺，但還是可以和人交談的程度，不會上氣不接下氣，就約略達到有效的有氧運動強度。

　　每個人體能狀況不同，有運動習慣的人，就算年紀增長，活動力還是很好；不太運動的人，就算年紀輕輕，也會動沒幾分鐘就氣喘如牛。可以慢慢增加活動量，即使去散步，1 天散步 30 分鐘，5 天就可以達到 150 分鐘的目標，雖然有可能無法幫助控制血糖，但身體還是能夠得到許多好處。

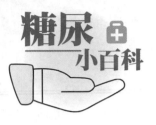
糖尿 ✚ 小百科

※ 儲備心律 (Heart Rate Reserve, HRR)

運動需達到中等強度的目標心律方為有效。

跟著下面公式來算一算自己有效的中等強度心律數字吧！

★ 中等強度運動的心律以 40% ～ 60% 的儲備心律為基礎

公式：

儲備心律（HRR）＝最大心跳（MHR）－ 休息時心跳（RHR）

＊ 假設年齡 40 歲，測得安靜時心率為 60 下／分

最大心跳（MHR）＝ 220 - 40（年齡）＝ 180

休息時心跳（RHR）為 60

儲備心律（HRR）= 180 － 60 = 120

目標心律（THR；亦即中等強度運動心律）

＝ HRR X（40% ～ 60%）＋ RHR

＝ 120 X（40% ～ 60%）＋ 60 = 108 ～ 132

- 阻力訓練

阻力訓練有別於心肺鍛練為主的有氧運動，也等同於肌力或是重量訓練，多數人以為這像是在訓練舉重，其實不然。負荷的重量可以從輕到重，依序為自己的部分身體、彈力帶、啞鈴、槓片，或是在機械式阻力設備上逐漸加量。日常生活少不了基本的肌力需求，例如：從椅子上起立、走路爬樓梯能足夠抬腿、手能提重。因

此，從年輕到老，都應該有規律的習慣，一週有三天安排阻力訓練。

　　阻力訓練可以訓練肌肉動作，刺激肌肉透過新陳代謝增量，讓神經支配更靈敏，耐力及爆發力也會改善，也可以是所有運動的基礎訓練。深蹲、棒式、伏地挺身、仰臥起坐、彈力帶訓練等，都是可以在家自己做。如果時間及費用負擔許可，3-6 個的教練課程，可以學會大部分在家也能做的自主訓練，也能避免動作不當引起的運動傷害。

◆ 沒時間運動怎麼辦？

　　「忙」是缺少運動的人最常掛在嘴上的藉口，例如：上班族總是忙碌，抽不出時間運動。其實可以利用通勤的時候，早一站下車，走到目的地；或是爬樓梯，但不建議下樓梯，因為下階梯的耗能比較少，對膝蓋的負荷卻是上樓梯的好幾倍，所以可以爬樓梯上去，坐電梯下來；停車時也可以挑有一點點步行到目的地的距離，也就是停附近，但是可以有一小段的步行……只要試著去規劃這些時間，即便 15~20 分鐘的路程，也有助於健康；甚至有一些在椅子上或躺在床上可以做的運動，都可以讓腳做一些簡單的活動，或多或少都會有幫助，也能增加生活中的樂趣。

　　運動要把它當做生活中的一部分，不要把它當做生活裡面的負擔，就會比較容易開始並持續。

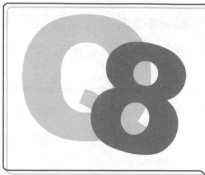

運動對血糖產生的作用？運動時有哪些該特別注意的事項？

◆ 運動對血糖的影響

「運動會降血糖」，這說法沒錯，但卻是有前提的。

很多人在起床時會量血糖，然後再去運動，結果運動之後發現，血糖不但沒有下降，反而升高，這是怎麼回事呢？

因為運動期間，身體會需要力氣和熱量，因此首先消耗掉身體內的血糖，當血糖低到一個程度時，就會需要其他的能量來源，此時升糖素就會讓肌肉或肝臟裡的肝醣釋放出來，血糖就會上升。運動時的腎上腺素也會刺激血糖增加，所以運動後短時間血糖是上升的狀態，但是不用擔心，4~5 個小時後，血糖就會慢慢退下來。

如果希望有密集性降血糖的效果的話，飯後 40 分鐘動一動，會有良好的效果，但不一定要跑的氣喘如牛，只要慢走、活動一下即可，因為這時剛好正是血糖升高的時候，活動消耗的熱量正好減少剛剛吃進去的醣。

　　另外，要小心運動中間發生低血糖的狀況，但如果是正餐後 40 分鐘去做運動，身體有足夠的醣，除非做太激烈的運動，否則就沒有這個疑慮。

◆ 運動時要注意血糖的高低

　　糖尿病人運動需注意血糖過高和過低的問題，如果飯前血糖在 250 mg/dL 以上，不建議做劇烈運動；輕度活動像是散步，則不必刻意限制。

　　運動前應該要先測量血糖，若血糖已經是偏低，應先補充食物再運動；如果運動將會持續 1 小時以上，應該視運動劇烈程度決定是否需要再補充食物。

　　運動後多久才要補充食物呢？

　　這個要看運動強度，如果這個運動強度是明顯的劇烈運動，比如說：參加馬拉松、長時間騎單車等等，就需要密集到每小時測一次血糖。

　　若是在運動過程中發現低血糖，就要先暫停運動並且補充醣類食物，至少要吃 15 公克的糖；但是如果運動時間比較長，沒有辦法一個小時停下來去補充 15 公克的糖，就要一次要補充 30 公克的糖，才能維持 2 個小時。

運動時要準備低血糖使用的食物，不能一次補充一份正餐的量，要以含 15 公克的糖為一份醣類單位，大約是 1/4 正餐主食的量，建議以水果、餅乾這類的東西來做運動前的補充，或是運動前喝一杯牛奶，可以幫助我們運動中間補充熱量。若是長時間持續運動，像是腳踏車、路跑、馬拉松等，可用含糖的能量膠，以 15 公克為 1 單位補充，攜帶方便又能快速補充糖分。

◆ 運動安全注意事項

除了注意運動對血糖的影響外，大部分的運動安全守則和一般人一樣，都要避免運動傷害，所以，一定要挑選適合運動的鞋襪、做暖身運動、運動結束前做一些適度的緩和運動。

• 確認心臟無虞

若是不太運動的人、上了年紀的人或是有心臟病的人，建議先檢查心電圖，最好和醫生討論自己的運動可以到什麼程度。雖然，運動會增加我們心臟所需要的氧氣和血液，但若未檢查心臟是否健康而貿然從事劇烈運動，有可能會引發心臟病，這是非常危險的！但也不必因噎廢食，因擔心心臟的安全乾脆不運動。正確的作法是要有運動計劃，例如：從不太做運動到開始運動、從一般運動增加到激烈的運動，或者是計劃要去參加一個馬拉松賽跑、以前不爬

山，現在要一口氣去爬山 3 天等等這些狀況時，就要去諮詢醫生給你專業的意見，適不適合這麼做。

• 預防低血糖

　　在劇烈運動時，血糖可能也會高起來，所以要注意水份的補充，小心脫水。長時間的運動也可能會發生低血糖，所以不要落單並要攜帶處理低血糖的食物，因為在血糖低的時候自己可能會沒有辦法處理，行前就要讓運動的夥伴知道，如果自己發生血糖低的時候，應該怎麼樣協助自己。

• 注意保暖

　　低溫天氣時的運動特別需要注意身體的保暖，尤其是年紀大的人。因為低溫下，血管會收縮，萬一足部的血管原本就不太健康、血流不足，還沒運動的時候血管就已經先收縮，惡化了腳的血液循環，這時候最好不要外出，可以選擇在室內運動就好。另外，天氣不好，例如：下雨、起霧等視線不佳的情況下，更要注意安全的問題。

• 選擇適合的運動項目

　　運動的方式有很多，例如：跑步、游泳、騎腳踏車⋯⋯這些都是不錯的運動。游泳對於肥胖與老年人來說，比較不用擔心會造成關節過多的負荷；也可以使用像是滑步機的健身器材，對膝關節的負荷也不像跑步、腳踏車那麼大，同時可以訓練我們下半身的肌肉。另外，有些團體課程，像是打太極、元極舞、土風舞等等，除了運動功能之外，還能社交聯誼，也是不錯的生活排遣。

· 特別提醒：有併發症的人

　　當有併發症存在時，某些運動是不建議做的。例如：有腎臟病變、高血壓或是有視網膜病變的人就不建議做阻力訓練或是潛水等需要憋氣的運動。 因為憋氣的時候，血壓會增加，會造成腎臟的負荷，視網膜的血管容易破裂。

　　對於有足部神經病變的人，最好也不要再做會增加腳壓力的運動，例如：慢跑。因為慢跑會不斷地摩擦腳部皮膚，可能造成傷口。建議騎腳踏車或是踩踏步機，會比慢跑好，甚至也比走路好。

◆ 運動的安全守則

運動前	40 歲以上，每年做心電圖檢查
	成人，每年一次視網膜與足部神經檢查
	和醫療團隊討論您的運動計劃，包括藥物的調整
	每週至少抽查一次例行運動前的血糖
	每次非例行運動前檢查血糖
	戶外運動注意天候與環境
	穿著棉襪與運動鞋
	準備可快速吸收的含醣食物
	準備補充體液的水
	帶著說明自己有糖尿病的記錄

	從暖身運動開始
	注意心肺與體力負荷
	不要單獨行動
	持續運動至少每 1 小時測量血糖
運動中	間歇運動至少每 2 小時測量血糖
	至少每 1 小時補充水分
	血糖值低於 100 mg/dL，補充 15~30 公克含醣食物
	避免中暑
	配合緩和運動
	距離前次測量血糖已達 1 小時，需再測一次
	激烈運動後，當日的餐前與睡前皆需測量血糖
運動後	預防延遲性低血糖
	檢查足部是否破皮或紅腫
	記錄運動時間、種類、血糖、藥物與食物
	回診時攜帶記錄與醫療團隊討論

生活中哪些因素會
加重糖尿病的惡化？

戒菸、節酒、戒檳榔，才能穩定糖尿病。

◆ 香菸

除了三高（高血壓、高血糖、高血脂）會引起心血管疾病之外，另一個重要的因素就是吸菸。吸菸除了對肺癌的影響之外，也會造成血管硬化。努力地控制三高，但是如果沒有戒菸的話，還是會影響血管惡化。一旦有抽菸，心血管的危險性比沒吸菸者增加幾乎 1 倍；越年輕抽菸，影響就越大、越長遠，會加重發生心肌梗塞與中風的機會。

戒菸是件不容易的事，主要是因為香菸裡的尼古丁，會讓人上癮。對於決心很強的人，說戒就戒；但對大多數人的而言，開始戒菸後，身體會明顯感覺不適應。因為尼古丁會帶來輕微的興奮、心跳加速，加快一些身體的代謝；一旦戒菸，身體的代謝率會因為少了尼古丁而開始下降，會變得容易發胖。

- 戒菸方法

　　若早上起床第一件事情就是想抽菸，或是一天一包菸以上，就是明顯的菸癮。如果用毅力沒辦法成功戒菸的話，建議使用尼古丁貼片、口香糖等戒菸輔助品，因為菸對身體最大的危害並不是來自於尼古丁，而是菸草燃燒之後產生的物質，它有 100 多種會造成身體危害的物質。

　　戒菸初期，用戒菸藥物維持一點身體內的尼古丁濃度，降低想要抽菸的衝動，讓自己適應尼古丁濃度在身上漸漸減少，最後達到把尼古丁完全戒掉。戒菸藥物是階段性的補充，順利的話大約 2~3 個月就可以成功戒菸，甚至有些人不到 1 個月就戒掉了。

- 體重控制

　　戒菸的時候體重會增加，但是糖尿病又要控制體重和血糖，優先順序還是要控制血糖，體重則是盡可能兼顧，就像戒菸和控制體重，也是戒菸優先，體重兼顧。

　　有一些方法可以減少戒菸時候體重的增加，主要靠飲食和運動。在戒菸時飲食需要有大量的蔬菜，在肚子餓時盡量吃熱量低的食物，生菜不蘸醬時熱量很少，如果食用大量的蔬菜、生菜，其他食物相對的就會進食比較少。

　　戒菸的時候也要多運動，一開始戒的時候就要增加活動量，增加活動量會讓身體消耗比較多能量，可以減少體重增加的幅度，而且會減少想抽菸的衝動。

◆ 飲酒

醫學界普遍同意少量的酒，對心臟血管是好的，所以不強調糖尿病人完全不能喝酒。

酒精對身體有好的和壞的影響。

酒精會增加血液三酸甘油酯濃度，如果三酸甘油酯過高，就不建議飲酒；但如果血脂肪、三酸甘油酯是在合理的範圍內，適量的飲酒會放鬆心情，對心血管是有幫助的，所以適量飲酒是可以接受的。但要注意的是：過量酒精造成的低血糖，特別是酒醉時的神智混亂或嗜睡，與低血糖不容易分辨；酒醉意識不清楚時，會失去對低血糖的察覺及處理能力，當發生低血糖卻錯判為酒醉而延誤治療，代價不是成為植物人即是喪命，不可不慎。

◆ 檳榔

醫學研究指出：吃檳榔的人得糖尿病的機率比較高。

有了糖尿病還嚼檳榔有什麼壞處呢？因為糖尿病的高血糖容易影響口腔健康，例如：牙周病；牙周病也會惡化糖尿病，甚至互相影響。咀嚼檳榔，最嚴重的疾病是口腔癌，就算沒有口腔癌，但口腔還是不健康的，口腔不健康就容易生病，所以建議有糖尿病的人不要吃檳榔。

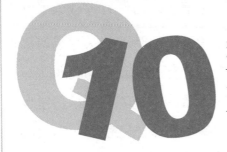

糖尿病患平時要注意的身體護理？

A：

◆ 牙齒保健

每天在清潔牙齒的時候，一定要正確的用牙線潔牙，要定期看牙醫；建議一年看牙醫 1~2 次，如果有疾病情況時，牙醫師會建議再多治療幾次。

自己平時要注意牙齦會不會容易出血，牙齦容易出血的人可能有牙周病；牙周病會影響血糖控制，也關係到咀嚼能力和食物的選擇，所以要接受牙醫的治療，儘量維持牙齒的健康。

牙齒越不健康，愈會選擇容易消化、軟質的食物，這些細碎、軟質飲食，纖維質通常不足，所以食用後血糖會上升非常快，也會造成血糖控制困難。

◆ 皮膚

　　糖尿病容易會有黴菌感染，這些感染有可能是在腋下、跨下、陰部或腳，如果忽視而不去治療這些感染，時間一久容易有破皮或皮膚缺損，這時細菌容易侵入皮膚，會有併發感染的問題。

　　糖尿病病患比一般人更容易有蜂窩性組織炎，所以日常保健上應該更加注意。尤其是腳，一般不會特別去注意雙腳，但大部分感染的傷口都來自於腳，所以要積極治療黴菌感染，也要每天做自我檢查。

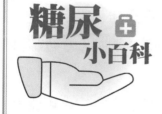

※ 蜂窩性組織炎

　　蜂窩組織炎是一種皮膚傷口的細菌感染，細菌從傷口入侵真皮和皮下組織，釋放毒素，並且滋長，引起發炎的反應。因為人的皮下脂肪是一格一格像蜂窩狀的組織，所以這個區域發炎腫大，就稱為蜂窩性組織炎。曾經有外傷或已經有病變的部位，最容易發生蜂窩性組織炎，尤其是臉、頸部和腳，之後範圍會漸漸擴大，同時會出現發燒、畏寒、疲憊、頭痛或關節痛等症狀。

◆ 腳

　　糖尿病患應該每天洗澡時都要檢查自己的雙腳，檢查部位應包括「趾縫」。注意趾縫中間有無裂痕，或是皮膚有龜裂，這種情況傷口細菌就容易跑進去。檢查時連腳底也要一起檢查，如果手腳靈活的人，可以翹起腳來檢查腳底，但對老年人來說，這個翹腳的動作並不是這麼容易可以做到，可以試試互相洗腳，夫妻間彼此幫忙檢查，或是子女孝順長輩幫忙洗腳等；自己做的話可利用鏡子來檢查。

　　腳趾甲要經常修剪，趾甲太長會容易刮傷自己的皮膚；腳趾甲兩側邊緣剪太深，也容易造成甲溝炎，這也是糖尿病患常常遇到的問題。

• 趾甲的清理

　　腳的趾甲不適合剪成和手一樣，手可順著指頭弧度剪，但是腳趾兩邊不要用剪的方式，容易把趾甲側邊剪得過深，建議側邊用銼刀磨，因為腳踏在地上會產生壓力，壓力會把腳趾的肉往上頂，剛好就會嵌住趾甲二邊尖銳的地方，所以會造成甲溝炎。甲溝炎容易有細菌感染，這對糖尿病人來說是非常嚴重的，所以要維持平常的清潔。

　　如果腳底是容易龜裂的膚質要用乳液。有些人喜歡赤腳去踏健康步道，雖然是用圓滑的石頭，但是要小心可能會踩到其他不明的尖銳物，容易受傷，不建議赤腳踩踏。糖尿病患在任何時間都不建議赤腳，除了洗澡、上床睡覺以外，至少一定要穿鞋子，最好是能包覆腳的前段的鞋子，可以避免一些不小心的踢到或受傷。

• 正確的修剪指甲方式

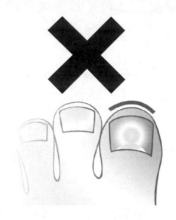 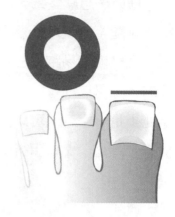

錯誤 不要將腳趾甲順著弧度修　　正確 腳趾甲先平齊修剪，再用
剪，側邊趾甲易陷入甲肉　　　　　銼刀磨平尖銳的兩側邊角。
造成甲溝炎。

• 買對鞋才能保護腳

鞋子的選擇要合腳，前段要有一個指頭寬的距離，不要碰到趾尖；剛開始穿新鞋的時間不要太長，例如：不要穿新鞋去爬山。因為鞋要穿久才會軟，剛開始新鞋穿大約 1~2 小時就要換下，所以應該準備幾雙鞋做替換；新鞋和舊鞋中間要有接棒的時間，適應一段時間再完全換成新鞋，不要等到鞋子都壞了才要去買新鞋，應該定期更換。

需要去買特別的「保護鞋」嗎？

如果有足部神經病變，感覺會變鈍，有時嚴重到連踏到尖銳物都沒感覺，這時保護的鞋襪就很重要。

也不建議走太多的路，或是走下坡及跑步，因為都會造成腳的壓力過大。

如果腳真的受了傷，或者是腳要特殊的保護，復健科可以評估處理；雙腳站立時產生的壓力是有儀器可以測量的，可以知道哪裡的壓力比較大、哪裡壓力比較小，再根據腳不同部位的壓力大小去訂做特殊的鞋。

特製鞋對足部神經病變、足部關節變形或曾經有過潰瘍的人特別需要；但若是沒那麼嚴重，可以挑楦頭前端比較寬的鞋，較不會造成腳的受傷，這是在病患日常護理當中要特別注意的。

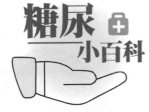

糖尿 小百科

※冬天糖尿病患泡腳注意事項

腳部泡熱水須特別注意溫度，合適的熱敷或泡水溫度不應超過攝氏 42 度。

糖尿病患在高血糖後，容易有急性或慢性的神經病變，對冷熱的溫度感覺變差，過高溫的熱敷或泡水，很容易因感覺遲鈍造成燙傷。因此需切記：泡水必須測量水溫，所有的熱敷物品一定不要直接接觸皮膚，暖爐只能用來提高房間溫度，不能和身體距離過近。

5 Chapter

黃金
飲食 篇

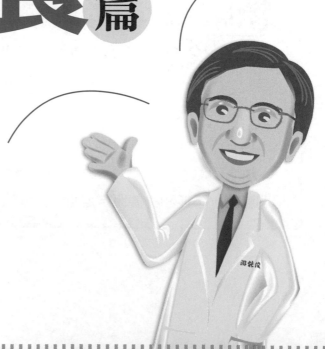

想降血糖，這樣「吃」最有效！

　　不論是哪一種類型糖尿病，血糖高低或是否存在著併發症，都應該要配合飲食控制。第 1 型糖尿病患應該施打胰島素以維持生命的基本養分調節功能，飲食內容與胰島素兩者需互相配合；第 2 型糖尿病患多數合併體重過重或肥胖，飲食療法也是不可或缺的角色，尤其體重控制是治療目標中很重要的一部分。

　　糖尿病患者的飲食一定要攝取足夠且均衡的營養，讓血糖接近理想值，才能預防併發症的發生。均衡飲食是一般人都要做到的飲食原則。

　　糖尿病病患的飲食控制並非什麼都不能吃，而是要學習去了解自己吃進去的食物是什麼，選擇對自己身體有益的營養素，才能讓血糖盡量接近正常值，減緩併發症發生的機率，並且吃得安心又健康。

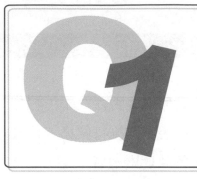

糖尿病人的健康 新飲食原則？

　　糖尿病患的飲食準則，就是好油、控醣、少鹽和高纖，這個飲食原則和傳統的觀念最大的不同是：油脂的比例。新的飲食原則，並不需那麼精算各種營養素攝取了多少比例，而是哪類食物多一些或少一些，例如：蔬菜多一些、醣類食物少一些、紅肉少一些、飽和脂肪少一些，若飲食明顯過量且肥胖，整體食物攝取量除了蔬菜外，其它都該減少；當食物熱量攝取是恰當時，某一類型食物減少些時，也就意味著相對地哪些食物該增加，才能維持營養與健康。

◆ 過與不及皆不好

　　飲食療法不僅能減輕胰臟負擔，讓血糖較易趨於目標，還能維持身體的營養需求與健康，內容上需視個別需求與病情調整。消瘦的人應增加總熱量；肥胖的人則進行總熱量控制；腎病變的人則要調整蛋白質攝取。

糖尿病患的飲食控制過猶不及，不可過於嚴苛或輕忽，應該請教醫師與營養師，根據自己的身高、體重和病情做為計算基礎，攝取足夠並兼顧營養均衡。要能精算攝取熱量需要營養師多次教導與反覆練習，才能減少誤差，即使由不同的營養師估算，也會有誤差。因此，學習辨識高熱量的食物、調整食物烹飪方式、閱讀食品標示、調整飲食習慣，從飲食習慣中找出對自己可行的方法，付諸行動才能得到效果。

◆ 少量多餐需計算好

新型糖尿病藥物的發展運用，包括由短效胰島素轉變成速效胰島素，讓補充的胰島素降糖的時間縮短在進食後的 4 小時內；腸泌胰素機轉的口服或注射藥物，這類藥物只在用餐時段刺激胰島素分泌，大幅地減少了胰島素相對過量所引起的低血糖。過去少量多餐的建議，不再是糖尿病飲食的金科玉律，點心可以只在需要預防低血糖的狀況下才吃。在沒有營養師協助設計正餐與點心的分量下，少量多餐很容易使一天的總攝取過量；兩次進食時間過短，也較難運用配對血糖監測的方式，調整藥物、食物與血糖間的平衡。

若進食點心或宵夜的習慣一時難以改變，就需慎選食物且不過量攝食，以免影響血糖與體重。合適的點心分量約只有正餐的 1/3 或 1/4，如果選擇以泡麵當宵夜，就幾乎是吃了一份正餐，「點到為止」是取用點心的最佳原則。

◆ 吃什麼最好？

以「食療當偏方」是普遍有糖尿病的人曾有的經驗，當飲食習慣重新調整時，在食物選擇與分量受到限制時，聽到什麼食物可以多吃來幫助血糖控制，難免會心動而去嘗試。基本上食物不會降血糖，例如：苦瓜的萃取物有微幅下降空腹血糖效果，但天然食物很難取用這麼大量；同樣地，蔥、薑、蒜、辣椒也都有報告有助於血糖調節，但不可能餐餐大量食用。蔬菜類、高纖維食物上升血糖很少，是最適合多取用的食物。蛋白質是不升高血糖的食物，是維持肌肉代謝生長的必需營養素，近年來，大家普遍注意到防治肌少症的健康議題。因此，從豆魚蛋肉類中，多樣化攝取足量的蛋白質是必要的，肉類蛋白質含較多的飽和脂肪，要注意不過量。

◆ 什麼不能吃？

「食物的限制」是糖尿病患者日常生活上最大的不便，美食當前，卻不能隨心所欲……這種感覺的確需要心境的轉變與取用食物的技巧來克服。第一個要打破的迷思是：「糖尿病很多食物不能吃」。其實不然，這是取用分量多少的問題，即使是甜食，只要淺嚐即止也是可以吃的；懂得運用「加一減一平衡法」，加了一樣要減一樣的總量管制原則，或是使用餐食胰島素調整技巧來對應食物分量的多寡，飲食選擇是可以很有彈性的。當然這些技巧都需要營養師的教導，把您的飲食困擾告訴營養師，花一些時間和營養師學習，他們能教導您吃得自在與健康。

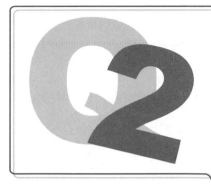

糖尿病人的飲食如何控油?

◆ 少油未必好

少油是根深蒂固的錯誤觀念,正確的飲食建議不是一味地減少油脂,而是看個人的身體情況去做調整,攝取適量及有益健康的油脂。對於肥胖的糖尿病患來說,的確應優先減掉食物中含熱量最高的過多油脂;把油脂減少,可以最有效地減少熱量攝取。此外,有糖尿病的人常合併高脂血症,減少飽和脂肪與膽固醇的攝取,對心血管的危害也可以降低。

• 減少脂肪攝取的方法

除了烹調用油外,肉類食物與加工食品,例如:麵包、糕點、冰淇淋、素食加工製品等都含有油脂,甚至奶類也含有脂肪,為了達到減輕體重的目標,這些藏在食物中的脂肪都要注意攝取的總分量。

不吃油炸食物、少加工食品、降低肉類食物比例,都是減少脂肪攝取的有效方法。

• 油脂過少的危害

　　無論胖瘦,健康的飲食應該要提供身體適量的油脂,如果都不攝取油脂,會造成營養不均與體重減輕過多。由於一整天的熱量主要來自醣類、蛋白質與脂肪這三大類營養素,大量減少脂肪的飲食方式,醣類與蛋白質食物的攝取比例反而需要增加。

　　油脂攝取過少的人,除了肉類吃得少外,青菜也一律用燙的,這樣的飲食方式熱量攝取不足,短時間雖然可以降低體重,但長期會營養不均衡,肌肉消瘦無力,反而多了另一個健康問題。

　　少油飲食容易缺少飽足感,所以醣類食物分量往往難以有效下降,因為關鍵的主食的分量並沒有控制,加上容易飢餓,可能還沒到下一餐的時間肚子就餓了,會忍不住再吃點心,導致血糖與體重都未能順利降低。

◆ **好油好健康**

　　適量的油脂可以提供飽足感,提供人體足夠的脂肪酸,但是要慎選油脂的種類。油脂種類會影響血脂肪與血管健康:飽和脂肪會增加膽固醇;單元不飽和脂肪則是可以降低不好的膽固醇(LDL-C)且增加好的膽固醇(HDL-C);多元不飽和脂肪酸雖會降低不好的膽固醇,但也會降低好的膽固醇。

◆ 選錯油壞健康

有三類油脂是要儘量完全避免使用的：

第一種是飽和脂肪含量高的動物性油，例如：豬油、牛油、雞油、鵝油、奶油等。

第二種是飽和脂肪含量高的植物油，例如：棕櫚油、椰子油，這類固態的植物油脂都經過加工，常被用來油炸食物，因屬於植物成分，是素食者常用的油脂，常用對健康其實不好；

第三種是反式脂肪，雖然屬於不飽和脂肪，但因結構改變容易使低密度脂蛋白膽固醇上升，並使高密度脂蛋白膽固醇下降，肝臟無法代謝，也是造成高血脂、脂肪肝、冠狀動脈心臟病增加的原因之一。

• 易致反式脂肪的油類

容易造成食物含有反式脂肪的油包括：人造植物奶油、酥油、氫化棕櫚油、氫化植物油、半氫化植物油等等。當食品經由加油烤或炸的過程後，例如：油炸食品、派類、酥皮點心、塗抹油、小西點、鬆餅、部分烘烤麵包、洋芋片、油炸速食麵等，都會因為使用的油含有反式脂肪，即使將來有可能透過立法規範加工食品不得含有反式脂肪，這類油炸或加工食物對肥胖、血糖異常、高血脂者，還是要注意食用的頻率與分量；奶精也含有反式脂肪，所以無論「二合一」或「三合一」的咖啡、奶茶、麥片，除了注意加糖對血糖的影響外，也要注意有無添加奶精。

◆ 加油為健康加分

單元不飽和脂肪愈高的油對健康最好，除了大家較熟知的橄欖油外，苦茶油的含量比橄欖油更高，其它還有油菜籽油、芥花油、紅花籽油的單元不飽和脂肪的含量有達到 60% 以上，可以根據個人喜好與習慣來選擇。

多數植物油的發煙點溫度不高，烹調儘量不油炸、少高溫熱炒，使用可密蓋的平底鍋，可以減少添加的油脂。可以充分利用「先低溫悶煮」、「起鍋前再升溫快炒」的方法兼顧健康與美味。對於攝取肉類食物分量少又不喜歡用油炒菜的人，建議可以橄欖油或苦茶油添加於蔬菜，甚至飯、麵、麵包裡，攝取足夠的油脂，也能增添食物風味。

◆ 黃金比例不費力

身材三圍有黃金比例，您或許也聽過攝取油脂也有黃金比例。黃金比例指的是：「飽和脂肪、多元不飽和脂肪酸、單元不飽和脂肪酸」的攝取比例，三類油脂的比例約是：「20%：35%：45%」或「25%：25%：50%」，飽和脂肪必須是最少，單元不飽和最多。事實上，所有的烹飪油不論動物油或植物油，都不是百分之百只含單一種脂肪酸，動物油有少量的單元不飽和脂肪酸，同樣地，單元不飽和脂肪酸高達近 80% 的苦茶油中也含有少量的飽和脂肪。

在計算一天吃進去多少油脂時，不只是烹飪用油，我們所吃的肉類食物皆含有較多的飽和脂肪，堅果類則含有豐富的多元不飽和脂肪酸。麵包、餅乾、蘸醬、沙拉醬等製品，也含有脂肪。要真的去計算攝食的油脂比例事實上不太可能，所以也就不必去追求所謂

的黃金比例用油，而是挑選單元不飽和脂肪較高的油。

• 油脂攝取的務實做法

　　有三酸甘油酯過高問題者，應完全以高單元不飽和脂肪酸的油品為家庭烹飪用油；三酸甘油酯正常者，可以準備兩種用油交替使用，但仍以高單元不飽和脂肪酸的油品為主、多元不飽和脂肪酸的油品為輔；完全不吃肉的人，也建議這種用油法。以蔬食為主或完全素食者，其實也不用擔心身體飽和脂肪會有不足的問題，因為蛋或奶類皆含有飽和脂肪，黃豆中也含少量飽和脂肪。堅果類已經被營養界列入每日必吃的推薦食物，每天一小把綜合堅果，也提供不少油脂，平日用油量謹慎控制者，可以放心吃；若用油量多或是肉食偏多者，就鼓勵少用一些油，用堅果類來替代。

• 不同種類油脂的脂肪酸含量列表

種類	飽和脂肪 %	多元不飽和 %	單元不飽和 %	膽固醇
苦茶油	10.5	7.0	82.5	無
優質葵花油	11.8	9.7	80.0	無
橄欖油	16.3	10.9	72.9	無
芥花油	6.7	30.8	62.5	無
清香油	26.0	18.1	55.9	無
棕櫚油	35.1	15.1	49.1	無
豬油	39.3	16.2	44.5	有
牛油	54.2	2.1	43.7	有
芝麻油	15.6	43.8	40.7	無
花生油	22.7	36.7	40.6	無

葵花油	11.8	64.9	23.3	無
沙拉油	15.7	61.6	22.7	無
烤酥油	15.2	65.9	19.0	無
葡萄籽油	11.4	70.7	18.5	無
椰子油	90.2	1.7	8.1	無

※ 深藍代表含有較高單元不飽和脂肪酸

　　淺藍代表含有較高多元不飽和脂肪酸

　　深藍含有較高的飽和脂肪酸

　　淺藍表示含有膽固醇

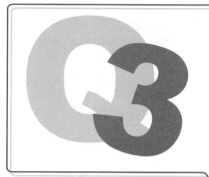

糖尿病人如何選對醣？

：

◆ 選對醣就好控糖

　　飲食中的糖，根據結構可以分為多醣、雙醣及單醣。多醣又稱為澱粉。澱粉與雙醣須先經過消化過程變成葡萄糖，才會進入血液中；單醣則是不需要經過消化過程就可進到血液中，速度會較快。所以當病患低血糖時，應該盡量攝取單醣的食物，以最快速度來提升血糖，例如：葡萄糖、果汁、蜂蜜等。

　　平常的飲食應盡量減緩血糖上升的速度及幅度，所以應該從選擇食物的「種類」及「數量」開始；種類應以較低升糖的食物為主。而精緻糖是用來調味的糖，只會增加熱量，並沒有維生素或礦物質等對身體有益的營養素，例如：蔗糖、果糖等這類精緻糖，通常會出現在甜點、飲料、糕餅等。

◆ 哪些食物會產生糖？

所有的含醣食物經過消化吸收後都會產生葡萄糖，包括：米飯、米粉、麵包、麵條、蛋糕、太白粉、番薯粉、水果類、奶類、蔬菜等，都會產生糖。每一餐食物的總醣量與種類是影響那一餐血糖多寡的關鍵之一，這些不同的食物，上升血糖的速度與幅度不一樣。

在運用配對血糖觀察食物影響時，所有會增加血糖的食物都要一起算進來，例如：中午吃了一碗雞肉飯、一小碗酸辣湯、一小塊玉米、一碟燙青菜、半顆蘋果，這五樣食物都會增加血糖；比重上飯增加最多血糖，再來是蘋果與玉米，酸辣湯如果有勾芡也會產生醣，最少的是蔬菜。當餐後與餐前血糖增加幅度過大時，就要重新盤算要如何調整才可以減少血糖。

· 改變血糖的方式

想要有效改變血糖，可以從分量與種類著手，例如：飯裝小碗一點、湯改成青菜豆腐湯、玉米改成白蘿蔔等，都是可以調節升糖數值的方法。

在分辨哪些食物含醣時，經常會誤以為不影響血糖的食物，包括：玉米、芋頭、南瓜、番薯、各類丸子、炸雞、牛奶、羊奶等，這些食物必須算進去含醣食物的總量裡。

◆ 高纖吃飽健康好

膳食纖維的好處是它可以增加飽足感，而且讓血糖上升的速度比較緩慢，舉糙米飯和白米飯為例：糙米飯的纖維就比白米飯多，同樣是吃一碗的量，血糖上升糙米會比白米來的少。可以至少將三餐裡其中一餐的精緻米改為全穀，就能增加一整天的纖維攝取量。

蔬菜與水果中含有較多的纖維，除了幫助調節血糖外，纖維也助於降低膽固醇，所以會建議糖尿病人吃較多的蔬菜。蔬菜含糖量很少，纖維質又可以增加飽足感，對於有高血壓、高血脂的病患會有幫助；也建議可以在吃米飯之前先吃一些蔬菜，可以有一定的飽足感，接下來吃的飯量就會減少，此時吃飯時可再配菜，這樣既可以吃飽，也不會讓血糖升高太多，也就是「先菜後飯」或是「吃菜配飯」的運用，這種飲食習慣的調整，會吃到比較足量的青菜。

另外，因為國人普遍不習慣吃生菜，可以用熟菜來代替；青菜單獨先吃，菜也就自然不會煮過鹹。若中午或晚餐經常外食，蔬菜量往往攝取不足，建議早上選用大燕麥片或糙米飯等纖維質較豐富的主食類，在一日之晨就增加纖維質攝取，較能彌補外食所造成的限制。

雖然蔬與果都含有高量的纖維，但所謂的天天五蔬果，指的是「四蔬一果」或「三蔬二果」，吃過量水果或以水果代替主食，除了血糖上升外，過量果糖也會惡化血脂肪。

◆ 六大類食物對血糖的影響

1. 全穀根莖類、水果類、乳品類的含醣量最多，食用時需特別注意分量及升糖指數，在適當的分量下選擇較低升糖的食物有助於控制餐後血糖增加幅度。

2. 豆魚肉蛋類、蔬菜類雖然本身含醣量少，但是烹調方式若是勾芡、裹粉、就會因為外面的粉皮而含有醣類，食用時可以減少分量或是去皮的方式來控制。

3. 油脂類本身不含醣，單獨吃並不會立即增加血糖，但是若飲食中含有較高油脂時，會使胃部排空食物的速度減緩，食物進到小腸吸收的時間延後，會讓血糖上升的時間往後延，而且會延長血糖高的時間，以至於臨床上有些患者在食用高油食物後，看到血糖比平常高出許多，而誤以為油脂會增加血糖。

• 每一份食物的營養素

六大類食物	一份熱量及三大營養素含量			
	熱量（大卡）	蛋白質（克）	脂肪（克）	醣類（克）
全穀根莖類	70	2	微量	15
蛋豆魚肉類	75	7	5	微量
低脂乳品類	120	8	4	12
蔬菜類	25	1	無	5
水果類	60	微量	無	15
油脂與堅果種子類	45	無	5	無

※ 深藍：表示含醣量多，需注意分量及升糖指數。

◆ 低 GI 食物升糖少

　　不同食物有不同的「升糖指數」（Glycemic Index），簡稱 GI 值，指的是在一定的時間內，食物讓血糖上升的程度，這是一個比較值，通常以白麵包或是葡萄糖作為比較基準。若以白麵包作為對照食物（GI 訂為 100），相較之下白米飯是 91，而燕麥的 GI 值只有 43，所以代表攝取相同分量時，上升血糖的程度：白麵包＞白

米飯＞燕麥。水果也有高中低 GI，例如：西瓜的 GI 值高達 103，所以糖尿病人吃西瓜的話，血糖可能會上升很快；葡萄 GI 值 66，蘋果則只有 53，它的 GI 值幾乎是西瓜的一半。

GI 值 ≧ 70 就是屬於高升糖食物；GI 值 55~69 是中升糖食物；GI 值 < 55 是低升糖食物。為避免餐後血糖上升，可以盡量選擇低或中升糖食物，當難免要吃到高升糖食物時，也可以用減少分量的方式來達到血糖的控制。

食物的 GI 值會因為加工、製備、熟化過程而改變，例如：將白飯煮成稀飯、水果打成汁，GI 值就會升高。另外，跟品種也有關係，不同品種的米 GI 值會有所差異，例如：糯米的 GI 值就高達 132，華人節慶時常吃的肉粽、粿、湯圓、米糕、麻糬等，都是糯米製品，食用時應特別注意分量。

- 低 GI 的食物可以無限量的吃？

答案是否定的！

當低 GI 的食物吃過量時，所攝取的總醣量還是會過多，血糖還是會升高，好的食物還是要適時、適量的吃才健康。

白米飯屬高升糖食物，但是將它冰過之後，其中的澱粉會產生變性作用，產生「抗性澱粉」，抗性澱粉經證實可以幫助控制血糖，例如：糖尿病營養品、麵條、麵包、特製熟飯也會加入抗性澱粉，血糖上升就不會那麼快。在白米飯裡面加一點點的醋，它也可以延緩血糖的上升。但是包壽司的米飯還會再加糖，就會失去效果。

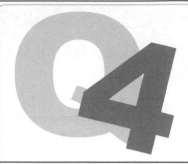

國人常用食物的升糖
指數（GI）值？

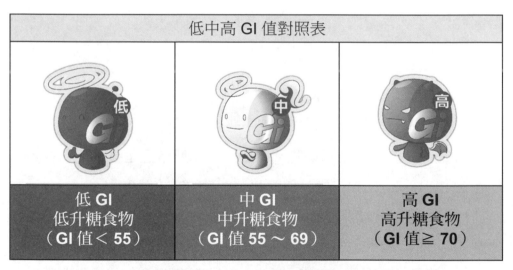

低中高 GI 值對照表		
低 GI 低升糖食物 （GI 值＜ 55）	中 GI 中升糖食物 （GI 值 55 ～ 69）	高 GI 高升糖食物 （GI 值≧ 70）

◆ 全穀根莖類

此類的食物包括：穀類（米、麥）、根莖類（番薯、馬鈴薯、山藥）
及玉米、紅豆、綠豆等，因為皆富含澱粉（醣類）所以歸在同一類。
通常含較多膳食纖維者，GI 值會比較低，例如：燕麥、山藥。而糯米

與白米所含的澱粉種類不盡相同，所以 GI 值比白米高出許多。盡可能選擇低 GI 或中 GI 作為平日主食來源，偶有節日應景吃到粿類、湯圓、粽子等高 GI 食物時，可用減少攝取量的方式來調整。

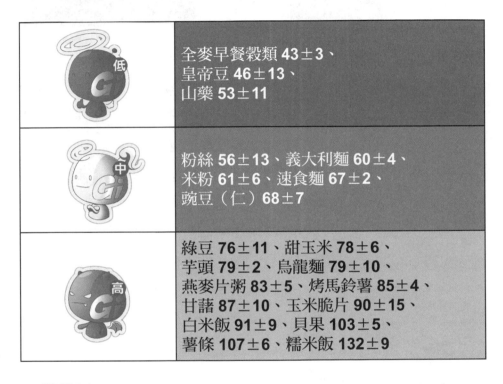

低	全麥早餐穀類 43±3、皇帝豆 46±13、山藥 53±11
中	粉絲 56±13、義大利麵 60±4、米粉 61±6、速食麵 67±2、豌豆（仁）68±7
高	綠豆 76±11、甜玉米 78±6、芋頭 79±2、烏龍麵 79±10、燕麥片粥 83±5、烤馬鈴薯 85±4、甘藷 87±10、玉米脆片 90±15、白米飯 91±9、貝果 103±5、薯條 107±6、糯米飯 132±9

◆ **蔬菜類**

蔬菜類中的醣類含量較少，而且大多是無法被人體吸收的纖維質，所以 GI 值也普遍較低，可較大量的攝取。此外，蔬菜類除了不易增加餐後血糖之外，也可以預防腸道疾病，但需注意胡蘿蔔、較大顆的豆子還是含有一些澱粉，若食用分量少可以忽略不計，但大量食用或打成果汁時就需要注意食用分量，可用由進食之後的血糖變化來觀察。

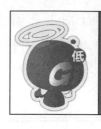 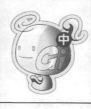

| 低 | 菜豆 39±6、扁豆 41±1 | 中 | 大豌豆（夾）56±12、胡蘿蔔 68 ±23 |

◆ **豆類**

　　通常豆類歸在六大類食物的「豆魚肉蛋類」中；這裡的豆指的是「黃豆」，跟紅豆、綠豆比起來，黃豆含有較高的蛋白質和較低的澱粉，所以跟富含蛋白質的肉魚蛋同屬一類。

　　黃豆是很好的蛋白質來源，容易被人體吸收利用，所以鼓勵用植物性的豆類取代一部分動物性的蛋白質，可避免攝取過多的動物性脂肪及膽固醇。需注意的是：不是所有的豆都是同一類，例如：紅豆、綠豆、花豆是澱粉類食物，歸在「全穀根莖類」；土豆（花生）是「油脂類」，因為含有很多的脂肪。

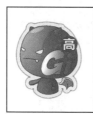

| 高 | 黃豆 25±4 |

◆ **水果類**

　　水果富含維生素、礦物質，可每日適量攝取。即使是天然的醣，還是會增加血糖。水果中的 GI 值很容易受到品種、熟成程度或加工程度而有很大的差異，表列的 GI 值可提供一部分的參考，實際對個人血糖的影響，還是要多多觀察餐後血糖的反應。

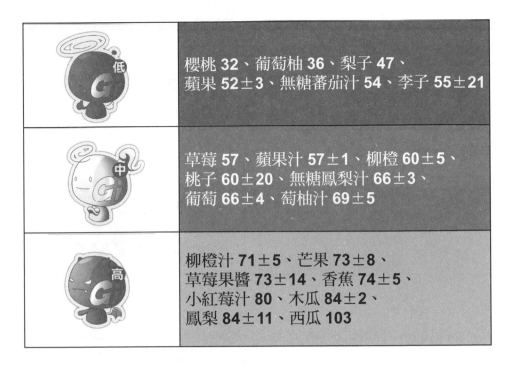

低	櫻桃 32、葡萄柚 36、梨子 47、蘋果 52±3、無糖蕃茄汁 54、李子 55±21
中	草莓 57、蘋果汁 57±1、柳橙 60±5、桃子 60±20、無糖鳳梨汁 66±3、葡萄 66±4、葡柚汁 69±5
高	柳橙汁 71±5、芒果 73±8、草莓果醬 73±14、香蕉 74±5、小紅莓汁 80、木瓜 84±2、鳳梨 84±11、西瓜 103

◆ 乳製品類

　　乳品類含有乳醣，因乳醣的甜度低，所以鮮奶喝起來較沒有甜味，但對血糖還是會有影響。乳製品通常會因為調味而添加精製糖，所以調味乳、煉奶等加工食品的營養價值較低，而且含有大量的糖，容易使血糖升高。

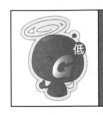

| 低 | 全脂牛奶 38±6、優格 51 |

| 高 | 冰淇淋 87±10 |

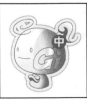

| 中 | 布丁 62±5、豆奶 63 |

◆ 烘培食品類

　　烘培食品需要許多的加工程序，程序越多，加入的糖、油（尤其是飽和脂肪、反式脂肪）及添加物也就越多，GI 值就會越高。常吃的話，不僅血糖飆高，體重也容易直線上升。請減少每次的食用量及食用次數。

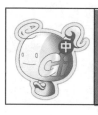　蛋糕（蛋糕粉）54~60、海棉蛋糕 66

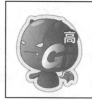　鬆餅 77±8、天使蛋糕 95±7、甜甜圈 108±10

◆ 零食點心類

　　若是油炸的食物，像是洋芋片、爆米花本身是澱粉類食物，再加上油炸，不僅沒有營養價值，含醣量多，熱量也高。若改不掉吃零食的習慣，建議可以用堅果類或是蒟蒻乾取代，不過這些都還是含有熱量，仍需控制食用分量。

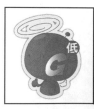　花生 21±12、腰果 31

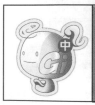　巧克力 61±4

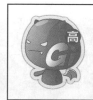　洋芋片 77±4、爆米花 103±24

◆ 碳酸飲料類

碳酸飲料就是俗稱的汽水，通常是加了糖跟調味料的飲品，營養價值幾乎是零。不過，想喝的時候可以選擇零卡和無熱量等添加代糖的飲料過過癮，口感不輸給一般汽水。

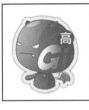

可口可樂 83±7、
芬達汽水 97

◆ 糖類

即使是天然的糖，仍有高低 GI 之分。市面上有許多食品是使用低 GI 的糖來調味，例如：口香糖及喉糖中添加的山梨醇、木醣醇，較適合糖尿病人食用。而糖尿病人發生低血糖時，就應該使用像是葡萄糖或是蜂蜜這類高 GI 的糖來快速提升血糖。

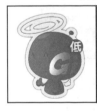

木糖醇 11±1、
果糖 27±4

蜂蜜 78±7、
蔗糖 97±7、
葡萄糖 141±4

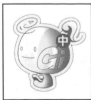

乳糖 66±3

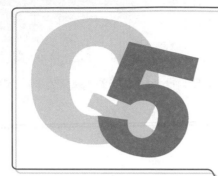

如何有效的減糖、降醣？

對大多數的成年人來說，醣類一餐約是 **2-3** 份，其中兩份醣最被廣泛運用。對大多數的糖友來說，超過兩份醣的餐後血糖較不容易控制在目標範圍內；對於需要加強減脂的病人來說，甚至需要減少至一份醣。醣量越多，同時也越容易增加身體脂肪堆積。每位糖友每一餐適合多少醣量，可透過測量餐前餐後的配對血糖來觀察。提醒糖友，在減少醣類分量的同時，可諮詢醫療團隊是否需要因此調整藥物劑量或種類以避免低血糖。

游能俊診所從 **2017** 年開始推廣減（低）醣飲食，我們團隊觀察到部分運用者可以達到 **18** 個月的降體脂肪效果，減脂愈多，糖化血色素達標率愈高，能減少用藥（口服胰島素分泌刺激劑）的程度愈多，發生低血糖的比率比以前更少。在同步調整足量蛋白質攝取下，對於血脂肪控制及腎臟功能，並無不良影響。全面推廣下，糖化血色素小於 **7%** 的達標率超過 **7** 成，體重控制成效仍個別化，處於起伏狀態，但至少一半以上的人，減了體脂肪。

◆ **常用食物醣類代換量**

「全穀雜糧類」1 份代換量				
1 份全穀雜糧類約 **70** 大卡（蛋白質 **2** 克、醣類 **15** 克）以下皆為 1 份可食重量				
種類	食物名稱	代換量	食物名稱	代換量
米類	飯	40 克 =1/4 碗	粥（稠）	125 克 = 半碗
	五穀粉	=2 匙免洗湯匙	蘿蔔糕	50 克 = 約 6x8x1.5 公分
	紅白小湯圓	30=2 匙免洗湯匙	芋頭糕	60 克 = 約 6x8x2 公分
	白年糕	30 克 =2 匙免洗湯匙	豬血糕	35 克
麥類	燕麥片	20 克 =3 匙免洗湯匙	麥粉	20 克 =4 匙免洗湯匙
	麵條（熟）	60 克 = 半碗	麵線（乾）	25 克 =（熟）八分滿碗
	油麵	45 克 = 三分滿碗	餃子皮	30 克 = 約 3 張
	吐司（薄）	30 克 = 約 1 片（10x10 x1 公分）	冷凍饅頭	30 克 = 約 1/3 個
	蘇打餅乾	20 克 = 約 3 片	燒餅	20 克 = 約 1/4 個
	餐包	30 克 =1 個（小）	餛飩皮	30 克 =3-7 張
	油條（＋3 匙茶油）	40 克 =2/3 根	鍋燒麵（熟）	60 克 = 半碗
	拉麵（生）	25 克 =（熟）三分滿碗	通心粉（乾）	20 克 =（熟）八分滿碗

根莖類	地瓜	55 克 =1/2 個（小）	山藥	80 克 = 半碗
	芋頭	55 克 = 半碗	馬鈴薯	90 克 = 半碗
雜糧類	南瓜	85 克 = 半碗	玉米或玉米粒	80 克 =2/3 根
	薏仁	20 克 =1.5 匙免洗湯匙	蓮子（乾）	25 克 =40 粒
	栗子（乾）	30 克 =3 粒（大）	菱角	60 克 =8 粒
其他	米粉（乾）	20 克	米粉（濕）	30~50 克 = 八分滿碗
	冬粉（乾）	15 克 = 半把	米苔目（濕）	50 克 = 一平碗
	粉圓（波霸）	30 克 = 熟 2 匙免洗湯匙 =10 個	皇帝豆	65 克 = 半碗
	藕粉	20 克 =3 匙免洗湯匙	河粉（濕）	25 克
	蛋餅皮、蔥油餅皮（冷凍庫）	35 克		
高蛋白質乾豆類	紅豆、綠豆、花豆	25 克 =2 匙免洗湯匙		

「乳品類」1 份代換量

1 份全脂奶類約 150 大卡（含蛋白質 8 克、醣類 12 克、脂肪 8 克）
1 份低脂約 120 大卡（含蛋白質 8 克、醣類 12 克、脂肪 4 克）
1 份脫脂奶類約 80 大卡（含蛋白質 8 克、醣類 12 克）

種類	食物名稱	代換量	食物名稱	代換量
全脂奶類	全脂鮮奶	240cc=1 杯	全脂奶粉	35 克 =4 匙免洗湯匙
低脂奶類	低脂鮮奶／低脂起士	240cc=1 杯／40 克 =2 片	低脂奶粉	25 克 =3 匙免洗湯匙
脫脂奶類	脫脂鮮奶	240cc=1 杯	脫脂奶粉	25 克 =2.5 匙免洗湯匙
其他	優格（無糖）	210 克 =3/4 杯	優酪乳（無糖）	240cc=1 杯

「水果類」1 份代換量

1 份水果約 60 大卡（醣類 15 克）以下皆為 1 份可食重量（=8 分滿碗）

食物名稱	代換量	食物名稱	代換量
柑橘	120 克 =8 分滿碗	柳丁	130 克 =8 分滿碗
蘋果	115 克 =8 分滿碗	芭樂	160 克 =8 分滿碗
木瓜	150 克 =8 分滿碗	哈密瓜	150 克 =8 分滿碗
紅西瓜	180 克 =8 分滿碗	葡萄	85 克 =8 分滿碗
水梨	145 克 =8 分滿碗	香蕉	70 克 =1/2 大根
小番茄	220 克 =8 分滿碗	棗子	130 克 =8 分滿碗
奇異果	105 克 =8 分滿碗	龍眼	90 克 =8 分滿碗
荔枝	100 克 =8 分滿碗	葡萄柚	165 克 =8 分滿碗
文旦	165 克 =8 分滿碗	釋迦	60 克 =8 分滿碗

鳳梨	110 克 =8 分滿碗	玫瑰桃	145 克 =8 分滿碗
水蜜桃	145 克 =8 分滿碗	楊桃	170 克 =8 分滿碗
櫻桃	80 克 =8 分滿碗	愛文芒果	150 克 =8 分滿碗
蓮霧	165 克 =8 分滿碗	榴槤	45 克 ＝ 約 2 平匙
草莓	160 克 =8 分滿碗	西洋梨	105 克 =8 分滿碗
百香果	140 克 =8 分滿碗	加州李	120 克 =8 分滿碗
紅毛丹	80 克 =8 分滿碗		

（愛胰協會「一份醣」影片連結）

◆ 代糖的甜蜜與陷阱

　　有糖尿病的人並非不能享受甜食，除了善用「加一減一平衡法」與彈性胰島素計量調整外，另一個選擇是使用「代糖」。代糖是一種無熱量的調味糖，是合成或是萃取而成，在容許的範圍內可以安心食用，目前已被廣泛使用在低卡飲料或是無糖喉糖與口香糖之中；另也有整罐裝及隨身包可添加在自己喜歡的食品或飲料中。

　　將代糖加入無熱量的茶、咖啡或低熱量的食物，例如：愛玉、仙草，就能放心享受甜食，不會因而增加血糖或體重，目前已經廣泛地使用在市售飲料或食品中，幫助想控制體重與血糖的人；但如果是代糖製作的糕點、糖果、餅乾，還是要注意這類食物所含有的

醣類總量，這類食物還是會讓血糖上升，只是因為用代糖，總含醣量較少，血糖增加幅度較小。此外，這類食物含有熱量，過量攝食也會讓體重增加。

- 常見的代糖

分類	種類	甜度與熱量	特性
天然萃取	甜菊 Stevia	甜度為蔗糖300 倍	可加熱
	木醣醇 Xylitol	每公克 1~2 大卡甜度約為蔗糖的 90 %	具有清涼感過量會腹瀉
	赤藻醣醇 Erythritol	熱量為蔗糖 40% 甜度為砂糖之 75 %	
	菊寡醣 Inulin	甜度是蔗糖的 10%	
合成代糖	阿斯巴甜 Aspartane	甜度為蔗糖180 倍	不可加熱，苯酮尿症患者不可使用
	醋磺內酯鉀 ACE-K	甜度為蔗糖200 倍	可加熱
	糖精 Saccharin	甜度為蔗糖375 倍	可加熱
	蔗糖素 Sucralose	甜度為蔗糖600 倍	可加熱

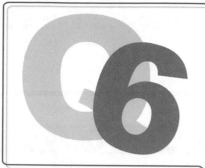

糖尿病人飲食其他
重要注意事項？

◆ 優質蛋白吸收好負擔少

蛋白質是人體不可或缺的營養素，在選擇吃蛋白質食物時，要注意來源，比例上植物多一些，動物性蛋白質少一些。在攝取肉類食物蛋白質時，幾乎也同時攝取了飽和脂肪與膽固醇，其中魚類所含的油脂對人體是較健康的，消化吸收也是較好的；紅肉則是油脂最高，應該注意分量不宜過多。

蛋與奶類是不錯的蛋白質來源，過去蛋黃被認為會增加血液膽固醇，目前這個說法已被推翻，因此可多食用蛋類增加飲食蛋白質來源。奶類的蛋白質也是容易消化吸收的，需要注意的是奶類中的脂肪，儘量選擇脫脂或低脂奶類，可選擇糖尿病專用配方奶粉，較能兼顧營養補充與控制血糖。奶類補充對蛋白質營養不足、高齡咀嚼肉類食物有困難者、蔬食為主的人是特別重要的！使用其它奶粉，則要考慮過量飽和脂肪與乳糖對血糖增加的影響。

蛋白質的攝取量在出現腎病變時，要更精細計算分量，這時候營養師的協助指導對腎病變的治療是非常重要的配合事項。

◆ 少鹽好滋味

對糖尿病患而言，其實跟一般人一樣，一天不要超過 2400 毫克的鈉，如果換算成食鹽的話，就是一茶匙。但是也不能一天剛好就吃一茶匙的量，因為還會吃醬油、辣椒醬和蕃茄醬等其他調味料，但是那些東西裡面其實含有很多的鈉，所以如果要減少鹽分攝取的話，除了烹調用的鹽少一點，可以利用增加蔥、薑、蒜這些辛香料，不會對血糖與血壓有不良影響。

如果喜歡吃辣，也沒關係，因為它對血糖及高血壓並沒有影響，但是儘量不要去選擇加工過後的辣椒醬，因放很多鹽在裡面。當糖尿病患發生腎病變的時候，或是有腎功能不好的時候，這時除了水分排泄外，高血壓通常會更難控制，鈉的一天攝取量就要再降低到 2000 毫克以下。

減少加工食品是減鈉的重要改變，因為這些食物中鈉幾乎無所不在，調味品中除了醬油外，醋、味精、雞精、豆瓣醬、辣醬、豆腐乳等都含有鹽。西點中的麵包、披薩、漢堡、餅乾、蛋糕、冰淇淋等，為了口感也都加了鹽。中式麵製品中，速食麵、油條、麵條、包子饅頭等也是一樣，更不用說醃製與加工的肉製品、海苔、薯片、瓜子、蜜餞等。

◆ 糖尿病患需選擇性飲酒

有些人認為糖尿病患都不應該飲酒，但其實只要適量的喝，對血糖是沒有影響的。酒精本身不會讓血糖上升，但有些酒裡面可能

含有糖分，例如：甜酒或調味酒裡面可能添加了一些糖，喝了酒的同時也會喝下很多糖；若不是這類含糖的酒，在喝酒的隔天若觀察到血糖增加，往往是因為下酒的食物含有醣類，才會造成血糖升高。

• 酒精能下降血糖？

其實酒精本身是會下降些許血糖的。酒精是由肝臟代謝，肝臟本身有將其它養分轉變成糖分的功能，稱作「糖質新生」，就是肝臟製造糖的過程。酒精會抑制肝臟糖質新生的作用，所以當喝很多酒的時候，糖質新生作用會受到抑制，這時若發生低血糖是很危險的，病患可能沒有辦法分辨自己是不是低血糖。通常低血糖時，身體會有一些提醒的症狀，例如：頭暈、冒冷汗等。如果酒醉加低血糖，自己沒辦法處理，別人又沒有發現，是非常危險的，有可能會導致昏迷不醒，所以要特別注意小心！

• 適量的飲酒標準

可以根據酒精濃度來訂定適量的範圍。所謂「適量的酒」是指使用酒專用的杯子，男生一天兩杯，女生一杯，例如：紅酒使用高腳杯，裝適當的量，大約是 100~120c.c.；蒸餾酒用高粱杯大約 30~40c.c.，但是高粱不可能用紅酒的杯子來裝，也就是說要用適當的杯子裝適量的酒。通常一個杯子的量剛好就是一個適當的量，只要依照這樣的標準，糖尿病人還是可以享受酒的美好。

但用杯子的容量來計算一天的分量，通常不夠準確，如果您想要精算，可以參考下列表格，例如：生啤酒的酒精濃度標示為 3%，

男生一天建議喝兩份，女生一天建議喝一份；所以男生一天可以喝 1000c.c.，女生一天可以喝 500c.c.。

- 酒精濃度與建議量一覽表

	分類	酒精濃度 %	一份酒精 c.c.	兩份酒精 c.c.
釀造啤酒	生啤酒、淡啤酒、黑啤酒	3~6	250~500	500~100
釀造酒	葡萄酒、釀造米酒、清酒、吟釀、紹興酒、黃酒、紅露酒、花雕酒	12~18	83~125	166~250
再製酒	梅酒、花雕酒、蔘茸酒	15~30	50~100	100~200
	龍鳳九、長春九、竹葉青、五加皮酒	35~50	30~43	60~86
蒸餾酒	茅台、高粱、大麴、伏特加、威士忌、白蘭地、蘭姆、琴酒、龍舌蘭	40~60	25~37.5	50~65

※ 一份酒精當量計算法：15 公克（例如：酒精濃度 30%=15/0.03=500c.c.）；兩份酒精當量計算法：30 公克（例如：酒精濃度 50%=30/0.5=60c.c.）

6 Chapter

藥物
治療篇

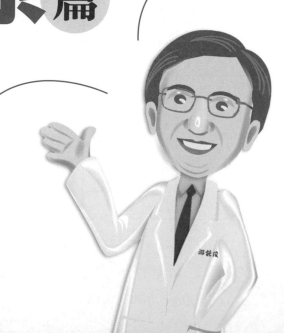

糖尿病用藥常識

　　糖尿病患最好能規律飲食、運動以及維持理想體重，這是最重要及最基本的功課，如果飲食和運動無法控制高血糖，應該及早使用降血糖藥物；甚至一開始就用藥，避免高血糖對身體造成不可逆的傷害。開始積極治療時，血糖如果控制得宜，就有機會減至最少的需要藥量。病患應遵從醫師指示按時服藥，並且定時監測血糖、血脂肪、血壓。因為藥物能夠直接降低高血糖，對病情控制有良好的效果，如果沒有依照醫師指示服藥，長期血糖控制不佳，將引發眼睛視網膜、心臟血管、腎臟病等一連串可怕的病變，嚴重時可能會失明、中風甚至四肢局部壞死需要截肢。

　　糖尿病用藥的調整需根據血糖數值和個人有無不適反應，不可任意加藥，過量可能會導致低血糖；任意減藥則會造成高血糖。如果病患在治療期間有更換醫師或在別的科別看病，務必要告知新的醫師目前有在服藥，才不會讓不同的藥物交錯影響，或是干擾血糖控制。

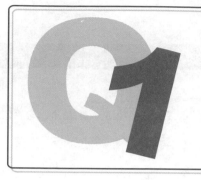

糖尿病常用口服
藥物說明

對絕大多數的人而言，選擇吃藥比不吃藥，長期的結果比較好。因為糖尿病是長時間的影響，會想要靠飲食、運動來調節，而不靠藥物控制糖尿病，是人之常情。但只有極少數的人可以長期獲得良好控制，加上身體胰島素分泌的能力會隨著年紀減退，以不服藥為前提，稍有失控，反而需要更多藥物來治療。如果從一開始就有用藥物來協助控制糖尿病，就比較容易降血糖，比較快能達到預期的目標。

所謂「比較快的時間」是指 3~6 個月內將血糖降到預期目標，如果可以將糖化血色素（HbA1c）控制在 6~7%，對往後的糖尿病控制比較有益，因為血糖升高會惡化身體胰島素分泌的能力，稱做「葡萄糖毒性」。

「葡萄糖毒性」是指身體的胰島素分泌會形成的惡性循環，血糖越高胰島素越不分泌，胰島素越不分泌血糖越高。如果能盡力在短時間將血糖降下來，就能終止這個惡性循環，這時可以請教醫師是否能

減少藥物分量。若真能減到完全不服用藥物，還是要很有恆心的定期測血糖、觀察血糖的變化，並且定期檢查糖化血色素，稍有升高趨勢就儘快恢復用藥。

及早將血糖控制達標還有一個重要的好處是「遺蔭效益」，許多大型的醫學研究皆證實：在將受試者分為嚴格及寬鬆控制兩組的治療研究中，發現歷經一年以上，在研究期間良好控制的受試者，在研究終止後的 10 年，甚至 20 年，都比當初寬鬆控制未達標者，健康狀況更好，併發症較少。

◆ 第一優先口服藥物－雙胍類藥物

大部分治療第 2 型糖尿病的藥物都是從雙胍類藥物開始。雙胍類藥物是國際間最常推薦於一開始時使用的用藥，這類藥物成分是從天然植物發現後再加以化學合成的，可以明顯看到治療效果之外，副作用少，又有許多附加的健康效果。近年來強調心血管及腎功能保護的其它用藥，開始被建議可以針對特定需要者，考慮提早一開始就使用，但費用及藥物副作用比率較高，加上健保支出控管的限制，很難取代雙胍類，成為例行使用的第一線用藥。

• 藥效

雙胍類藥物會幫助病患讓胰島素的功能比較好，可以控制身體肝醣的數量，這類藥物不會造成低血糖，也不會增加體重，胖或瘦的人都可以使用。醫學研究指出：服用此藥的患者，罹患肝癌與大腸癌的比例較低，對心臟是具保護效果，因為可改善肥胖合併多發性卵巢囊腫婦女的胰島素功能，進而改善排卵功能，目前已廣泛運用於此類不孕症患者，更進而對懷孕期間使用的安全性得到實際觀

察的佐證。這類藥物有傳統及緩釋劑型：傳統型顆粒較小，通常一天分兩次服用；緩釋型一天使用一次，腸胃副作用較少，顆粒通常比較大。服用後，在胃並不會崩解，藥物是在腸道吸收，有時會在糞便中看到藥物顆粒，這是正常現象，排出的是賦形劑，藥物成分已經進入體內。

• 副作用

　　雖然有些人一開始吃會不適應、腹瀉；如果吃這類藥物有腹瀉的現象，建議將藥物用量減半，大部分很快就會適應，大約兩週到一個月左右，副作用就會沒有了，等不會腹瀉的時候，再將藥物用量恢復；但若調低藥量還會腹瀉，則不要勉強用這類藥物。

　　雙胍類藥物控制血糖的效果很好，醫師會視一開始血糖有多高來決定單獨使用這類藥物或併用其它種類，但是如果腎功能嚴重不好的時候就會停用這類藥物，因為藥物需要經過腎臟代謝，並不是藥物會傷腎臟，而是如果腎臟不好，藥物及其代謝物濃度會異常上升，可能造成不良影響，所以會建議如果腎功能嚴重不好就不要使用。像這樣的用藥安全建議，事實上也適用在大多數的西藥上。

◆ 第二類口服藥物－胰島素增敏劑

　　這類藥物和雙胍類一樣，可以促進胰島素敏感性，主要下降空腹血糖，第 2 型糖尿病患者普遍有胰島素阻抗性，上市後曾普遍使用，在心血管安全性疑慮待釐清的質疑下，沉寂了一段時間。近年來，經過反覆謹慎的醫學研究後，確認安全使用守則後，又再度被列入下降空腹血糖的安全用藥。因為下降血糖的原理和雙胍類不同，且對夜間肝醣釋放導致的空腹高血糖，比雙胍類更有效，因此

可以同時合併使用，或是在需要添加藥物時，和其它所有類型的藥物一起使用。

• 藥效與副作用

　　胰島素增敏劑會讓胰島素的敏感性比較好，主要是協助餐前血糖慢慢下降，使用後的效果緩慢逐漸顯現，3 個月時才達到完全的作用。使用後不需經常調整劑量。這類藥物的安全守則是有心臟衰竭問題的人不能吃，可能輕微的影響骨質疏鬆症、腳水腫，及體重增加。這類藥物並不會造成低血糖，而體重的改變，可以經由飲食運動調整，因此並不需要特別顧忌體重，在需要時，仍可使用這類藥物。

　　胰島素增敏劑通常是一天一顆，有分 15 毫克和 30 毫克，現在的醫學建議都是從 15 毫克開始吃，需要者再到 30 毫克；雖然藥物加 1 倍的劑量，但是它的效果不會多 1 倍，可能只有再增加 20~30％的效果，而不是有倍數的反應。劑量越大，副作用會明顯增加，因此，很少使用到 30 毫克劑量。

◆ 第三類口服藥物－專注於控制飯後高血糖的藥物

　　早餐前的血糖明明都控制了，但糖化血色素卻始終大於 7%，這是很普遍的情況。如果您的血糖是屬於早餐前血糖已控制好，餐後血糖有偏高的情況，加強飲食調整與餐後身體活動，會有改善的效果；如果仍有不足，不論您只使用雙胍類或已經使用了兩種藥，都還可以選擇加上控制餐後血糖的藥物：一個稱做 α-葡萄糖解苷酶抑制劑，另一個稱做 DPP4 抑制劑，這兩種都是控制餐後血糖的口服藥，但是原理不同。比較治療效果、服用方便性及副作用，

DPP4 抑制劑均優於 α-葡萄糖解苷酶抑制劑。

- ### α-葡萄糖解苷酶抑制劑

　　當我們開始進食含醣的食物，體內消化酵素會將多醣分解成雙醣，最後再切成單醣；單醣才會被人體所吸收，轉變成葡萄糖。α-葡萄糖解苷酶抑制劑，它的作用方式是抑制食物中的雙醣變成單醣，因此可以減少餐後血糖的上升幅度。使用方式必須跟著食物三餐前服用，第一口吃藥緊接著第二口就馬上吃飯，如果餐後才服用，就來不及阻擋雙醣變成單醣。因為雙醣變成單醣被阻擋，分解不完全的食物在腸胃道時容易產生氣體，所以服用這類藥物容易產生腹脹與排氣，但是不會造成低血糖或導致肥胖。

- ### DPP4 抑制劑

　　DPP4 抑制劑會透過另外一種方式來調節餐後的血糖，身體胰島素的調節也會受到腸道荷爾蒙的影響，這個荷爾蒙稱做「腸泌胰素」。腸泌胰素可以增加進食後胰島素的分泌，但是「腸泌胰素」很快就會被一個叫做 DPP4 的酵素分解；DPP4 抑制劑就是專門抑制 DPP4 的酵素，讓腸泌胰素不會太快被分解，進而增加腸泌胰素在身體停留的時間，可以隨著進食增加胰島素的分泌量，因此可以降低餐後血糖。

　　DPP4 抑制劑一天服用一次，目前只有一種可服用 2 次。服用後只要一進食，就會隨著血糖上升分泌腸泌胰素，再透過胰臟分泌胰島素，調節血糖下降，因為只有在吃東西且血糖上升時，才會增量胰島素分泌，所以不會引起低血糖。另外 DPP4 抑制劑也會抑制身體的肝醣，不過能夠抑制的程度比較少，對控制空腹血糖幫助

較有限，主要用來改善餐後血糖的控制。

◆ 第四類口服藥物－抑制腎臟回收尿糖的藥（SGLT-2 抑制劑）

　　腎臟掌管過濾血液的廢物排出與養分回收，當高血糖時，尿液會出現糖，其實是超過了腎臟回收的容量才漏出的，如果能抑制腎臟對葡萄糖的回收，就會有更多的葡萄糖被排出，進而幫助血糖下降。這類藥物雖然上市時間較晚，但除了有助於降糖及減輕體重外，陸續上市不同廠牌的這類藥物，皆經醫學研究證實，可減少心血管疾病死亡率及改善腎病變，而且不會造成低血糖，所以有後來居上的處方趨勢。陸續的研究及醫療指引建議，也已經將這類藥物的使用範圍，擴大到非糖尿病人的心衰竭及慢性腎臟病族群。

• 藥效與副作用

　　由於藥物機轉是將糖從腎臟濾出經由尿液將糖排掉，對空腹及餐後血糖皆有下降效果。但腎功能嚴重減退的人，透過這個原理，所下降的血糖較少。有慢性腎臟病的人，也需要衡量腎功能的狀況，才能得到比較明顯延緩腎臟功能惡化的效果。由於尿液中的糖濃度變高，尿液中出現尿糖反應是正常的，無論男女使用者，皆建議加強小便後的清潔，白天多喝水，不要憋尿。男性包莖者，須注意退後包皮清潔龜頭，無法執行者，泌尿生殖器發炎的機會很大，要謹慎評估是否適用。少部分女性，即使注意生殖器官的清潔後，仍無法避免感染困擾時，可能須考慮停用。至於造成膀胱或是腎臟發炎的機率很低，未必和這類藥物使用有關。體重減輕的幅度並不大，對這點有疑慮的人，建議評估飲食狀況。在減輕體重的狀態

下，血壓也會有些許下降的好處，有機會檢討血壓藥物的劑量是否調降。

◆ 第五類口服藥物－磺醯尿素類、短效胰島素分泌刺激劑

過去這類藥物普遍被使用，但因為新型的糖尿病用藥，並不像這類藥物，會引起低血糖，在可能的情況下，醫師會避免這類藥物。即使是處理高血糖狀況，醫學建議及發展趨勢已經不是磺醯尿素類，或是短效胰島素分泌刺激劑，這兩個藥主要功能都是刺激胰臟分泌胰島素，但低血糖風險性高，面對一樣是透過胰島素增加而降血糖的需求，使用一天注射一次的基礎胰島素，更能在降糖效果及低血糖風險上取得更好的平衡。但在不使用胰島素狀況下，醫師就極有可能開立這類藥物。

• 血糖多少才算高呢？

飯前的血糖數值高於 200 mg/dL、飯後血糖有到 250 mg/dL，或是糖化血色素到 9% 以上，這就屬於明顯的高血糖。無論已經使用了一或多種口服藥物血糖控制仍未達標，或是一開始治療時屬於明顯高血糖，醫師就有可能處方這類藥物控制血糖。

• 服用頻率與藥效

磺醯尿素類的用藥頻率是一天 1 次或 2 次；如果是一天吃 3 次的藥，大部分是短效胰島素分泌刺激劑，病患可以提供醫師自己的生活作息讓醫師做藥物選擇，和醫師討論哪一種才是適合自己的藥物。

磺醯尿素類

　　我們只要一吃含醣食物，血糖就會升高，如果磺醯尿素類用藥是一天吃 1 次的，也就是 1 次劑量維持 24 小時作用，屬於長效型用藥，藥物的濃度不會根據吃東西後升高血糖的變化來反應調整，也就是無法每一餐運作胰島素來調控血糖，如果三餐前後血糖剛好能維持平穩，是個簡便服藥的選擇；有些醫師會開一天吃 2 次磺醯尿素類用藥，這是因為多數患者需要日夜不同的用藥，例如：一早血糖過高，但到了傍晚卻會變過低，這時候使用長效型一天 1 次的藥物，就不能針對個別的時間做調整。

短效胰島素分泌刺激劑

　　一天吃 3 次的藥稱做短效胰島素分泌刺激劑，吃一次大約能維持 6~8 小時的作用。因為藥效時間不會拖很長，所以這個用藥的優點是，萬一用藥引起低血糖，會比較輕微。不論是一天 1 次、2 次或 3 次刺激胰島素分泌的降血糖藥，都可能會造成低血糖。因為降血糖用藥要與每餐進食產生的血糖達到平衡，如果沒有達到平衡，例如：用藥過量、飲食不足、太慢進食或是運動後消耗過多血糖，就有可能會產生低血糖的問題。

　　短效胰島素分泌刺激劑的藥效時間比較短，所以它比較不會因為延後進食就引發低血糖，很適合三餐不定時的人。有時候可能沒空吃到三餐，所以只吃兩餐，中間間隔時間很久，也比較適合這類藥物，可以隨餐服藥跟著正餐吃。老人或腎臟功能差的人也適合使用，高齡者腎功能會衰退，藥物在身體代謝後會停留更久的時間，體內藥物濃度會因此拉高，所以選擇藥效作用時間較短的藥物，可以提高安全性。

◆ 第六類口服藥物－口服型腸泌胰素接受體增強劑

　　這類藥物在過去只有注射，因為蛋白質胜肽成份的本質，容易受胃酸破壞，但經過結合短暫影響胃酸的調劑成分，口服劑型的方式已經上市。透過拉高腸泌胰素身體濃度，進餐時胰島素分泌及抑制肝臟葡萄糖輸出，改善血糖控制外，也會經由影響胃排空及中樞神經調節，下降食慾，進而減輕體重，改善過重肥胖的體態。在治療期間，體重減輕越多者，血糖控制的達標率也隨之提高。

• 藥效與副作用

　　為了讓藥物可以經由胃壁，充分吸收進入人體作用，這個藥物必須空腹，每天一次以 120c.c. 的開水服用，等 30 分鐘後才能進食，藥物劑量採三階段漸進式增加。主要的副作用是：噁心、嘔吐、腹瀉，隨著使用天數延長，會慢慢減輕。這個藥物雖然會促進胰島素分泌，但只在血糖偏高才會作用，因此，並不會造成低血糖。對心血管及腎臟也沒有負面影響。

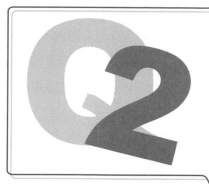

服用藥物常見的問題與迷思？

◆ 吃藥顆數越少越好？

在能有效控制血糖達標的前提下，當然藥物使用越少越好，三高的治療都有客觀的檢查數據提供我們使用藥物的參考，血糖過高再配合飲食控制仍未有效下降時應增加藥物，血糖在目標範圍內就維持治療，血糖低於目標值也必須斟酌減少藥物，這個原則也使用於高血壓與高血脂。

因為三高經常一起發生在有糖尿病的人身上，很難只服用 1、2 顆藥物就解決所有問題。為了減少吞許多顆藥的不便與心理負擔，現在的製藥會將 2~3 種合適放在一起的藥物做成一顆藥錠，方便服用，有 2 種糖尿病藥物、2、3 種高血壓藥物、糖尿病加上高血壓、高血壓加上高血脂等，若想要少吞幾顆藥，可以和醫師討論有無合

適您的複方藥物可以選擇。血糖和血壓治療藥物選用，都有點像「雞尾酒療法」的混搭方式，一方面是兩者的生理異常及調控都不是單一的，再則只針對一個調控原理不斷提高劑量，不但不會有加倍效果，還可能產生更明顯的藥物副作用。這也是為什麼藥袋數少不下來的原因。

◆ 藥越小顆身體負擔少？

許多人會直覺認為：藥越大顆表示藥效比較強，這是錯誤的。舉例來說：雙胍類藥物是所有糖尿病口服藥物中最大顆的，比磺醯尿素類、短效胰島素分泌刺激劑大許多，但前者不會造成低血糖，後兩者則會。當血糖偏低時需要減量的是較小顆的藥物，而不是減掉不會造成低血糖的雙胍類。

◆ 吃藥會傷肝腎？

不只是控制三高的藥物，絕大多數的藥物服用進入人體後，大多需要經過代謝與排泄的過程，但絕少會直接引起肝臟與腎臟傷害。最有可能在不當或過量使用下對腎臟造成傷害的是抗生素與止痛藥。幾乎所有的西藥都必須註明當肝腎功能不好時，該如何調整劑量，以避免藥物蓄積或產生毒性。因此糖尿病藥物是不傷肝腎的，而是該衡量肝腎功能選擇藥物與調整劑量。

◆ 吃大餐前多吃一顆藥行不行？

有些患者會在吃大餐前多吃一顆藥，試圖讓血糖上升不要太多，這是個冒險的做法。口服糖尿病藥物中在某一餐增加雙胍類或胰島素增敏劑，這兩種藥物並不能改變該餐的飯後高血糖；增加磺

醯尿素類、短效胰島素分泌刺激劑雖可以改變該餐後的高血糖，但幾小時過後反而要注意因藥效時間長而導致低血糖。

α-葡萄糖解苷酶抑制劑增加劑量可以降糖，但容易引起腹脹或腹瀉；DPP4 抑制劑通常是一天一顆藥，再增加不僅過量也不會有更好的效果。真正能隨食物調整藥物劑量的是餐時胰島素，不過只能偶而為之，以免體重增加。

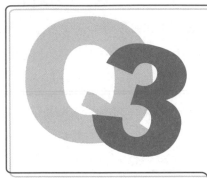

糖尿病常用注射藥物有哪些？

胰島素與腸泌胰素都是調節血糖的荷爾蒙。荷爾蒙製劑有些可以做成口服，但有許多是注射的，例如：治療生長遲緩的生長激素、幫助腎臟造血的紅血球生長素等，這些是沒有口服藥劑的。

糖尿病治療的口服藥物種類有許多種，不像上述荷爾蒙製劑只能用注射補充，所以糖尿病注射藥物就容易給人這是病情嚴重者使用的觀感，其實是否注射無關乎病情輕重，真正的嚴重是長期疏於控制，造成高血糖所帶來的身體傷害。

注射藥物現在有兩種：一種是已使用於治療超過 100 年的胰島素；另一種是 2005 年後不同藥廠陸續推出的新藥 GLP-1RA（腸泌胰素接受體增強劑）。製藥技術目前已經有突破性上市使用的口服 GLP-1RA，胰島素也不斷研究嘗試中，包括口鼻吸入、皮膚貼片、口服方式。使用注射治療只是反映用藥選擇，針對包括控糖、減重、心血管保護的特定目的，不等於病情的輕重。

◆ 胰島素注射

認為「需要打胰島素就是糖尿病的病況非常嚴重」是個常見的迷思。

事實上注射胰島素並不是判斷病情輕重的標準，反而是因高血糖發生併發症時才是真正的嚴重。當飯前血糖已經超過 250 mg/dL，飯後血糖超過 300 mg/dL，這是很嚴重的病況，不注射胰島素高血糖會不斷地惡化下去，甚至高到導致昏迷與死亡。

胰島素是調節血糖的荷爾蒙，身體本來就會自己分泌。第 1 型糖尿病因無法分泌胰島素，終生需要補充外來胰島素；第 2 型糖尿病是依血糖控制狀況需要而定，初診或是短期高血糖狀況者，有蠻高的機會，胰島素只需要擔任救援的角色，在充分血糖改善，且胰島素劑量逐漸減量者，醫療團隊是有可能會建議停用的。但若放任血糖長期過高，血糖控制越不好，身體因應血糖上升，分泌胰島素的功能就越不靈敏，胰島素分泌也會逐漸萎縮凋零，特別是在使用多種藥物仍無法控制血糖時，所添加的胰島素注射，就可能會是需要長期使用。有些情況也是長期需要注射胰島素，例如：胰臟炎引發糖尿病的人，大多屬於這種狀況。

• 哪些病患需要注射胰島素？

1. 當病患的血糖控制沒有達到預期目標，不論已經使用了幾種藥，若空腹血糖仍高，都可以選擇這個時候添加一天一次的基礎胰島素注射，優先將空腹血糖控制在目標範圍，才有機會改善血糖控制。

2. 如果使用多種藥物後，糖化血色素仍超過 9%，一種口服藥物很難讓糖化血色素下降超過 1.5%，大部分效果是小於

03 糖尿病常用注射藥物有哪些？

1.0%，而標準的糖化血色素是 <7 %，計算糖化血色素和目標值的差距，就可以理解添加胰島素，才能達到控制目標。

3. 使用口服藥物治療，若發生肝硬化、嚴重肝炎、腎臟功能嚴重不良、預備懷孕或已知懷孕，這些情況下，胰島素是最安全的選擇，不用擔心口服藥物對肝、腎、胎兒可能造成的不良影響。

4. 血糖不高的糖尿病患，其實也是可以選擇以注射胰島素的方式來管理血糖。醫學研究證明：胰島素可以使用於糖尿病前期與使用口服藥物血糖控制已經接近達標的人，達到安全有效的血糖控制。

• 胰島素的種類

　　胰島素可分「基礎」、「餐時」、「預混型」、「雙效型」胰島素，依據血糖、生活作息狀況與監測血糖的運用能力決定施打的種類與次數。有第 2 型糖尿病人，若早餐前血糖過高但飯後血糖增加不多，表示夜間胰島素分泌不足，這時只要補充一次基礎胰島素就可以降低空腹血糖，越早決定施打效果越好，常見到決定注射的時間拖延過久，造成這種最簡化的胰島素治療雖然改善了高血糖，卻難以讓糖化血色素控制 < 7%。基礎胰島素注射時間彈性，每天一次固定時段，不須在餐前，胰島素濃度穩定釋放，容易自己依據空腹血糖調整，低血糖的風險是低的。

　　第 2 型糖尿病若是餐前與餐後血糖都明顯過高，例如：餐前血糖是 200mg/dL，餐後高達 300、400mg/dL，而且餐後和餐前差距增加非常多，或是使用一天 1 次基礎胰島素仍無法有效控制血糖，

就表示身體需要的是控制餐前與餐後血糖的兩類胰島素。餐時胰島素指的就是速效胰島素，須在用餐前注射，控制食物上升的血糖。第 1 型糖尿病則不分血糖狀況，一律需要能控制餐前與餐後血糖的胰島素。

預混型指的是含有中效加速效胰島素，每次使用前必須上下翻轉及在手心滾動，才會達到預定的混合比率。雙效型含長效加速效，速效比率為 30%，餐前注射，不必操作混勻的步驟。

- 兩針以上胰島素的使用方法：

  1. 在睡前或早上注射基礎胰島素，餐前速效胰島素來降低餐後血糖。速效可能是 1-3 次，甚至更多，依血糖控制需要而定。

  2. 預混型的胰島素，包含中效及速效，使用前須混勻，一天 2-3 次注射。預混型裡面的中效胰島素並不符合人體基礎胰島素分泌的樣態，使用上較難拿捏劑量，低血糖比率也較高。市面上有兩種中效及速效比率混合比率不同的劑型，分別為 70：30 及 50：50，可以只用使用其中一種，或是搭配兩種，分成 2-3 次注射。

  3. 雙效型，含基礎長效及速效，使用前不必再混勻，一天 1-3 針。餐前注射，注射的那一餐，可以提供速效胰島素控制餐後血糖。這種胰島素也可以搭配速效胰島素，在不同餐次搭配使用。無論預混和雙效型胰島素，每一劑的速效胰島素都是固定的，所能控制的醣類也是固定有限制的，不建議改變或是攝取不適當的醣量。而且只要一調動劑量，中效或是長效胰島素劑量也隨之改變，因此不像單獨的速效胰島素，可以因應高血糖或是醣量改變，隨需要機動調整劑量。

除了上述的胰島素注射方式外，有人選擇胰島素幫浦，幫浦使用的胰島素是速效，以很低劑量不間斷輸注於皮下，提供基礎胰島素，這個方式可以分段滿足不同濃度的基礎胰島素需求。進食時，透過按鈕注射速效胰島素，也可依需要，調整為一次迅速、單位時間內慢慢、一半快一半慢的給藥方式。這是很精細的胰島素治療方法，一般三天左右換一次輸注針，可大量減少皮下注射次數，但是費用昂貴，使用的人數很少。

◆ GLP-1RA（腸泌胰素）

過去幾十年來胰島素一直是唯一控制血糖的注射藥物，目前注射藥劑提供了第 2 型糖尿病治療新的選擇，注射 GLP-1RA 可增加體內的腸泌胰素，進而可增加進食後的胰島素分泌，來降低餐後的血糖增加幅度，也會因抑制升糖素的效果略下降空腹血糖；另外，還會抑制食慾、增加飽足感，除了降糖，還可以幫助糖尿病人減重。此外，這類藥物可以降低心血管疾病的風險。這種成分的某些藥劑，被製造成比控制血糖用途的更高劑量，是可單獨使用於肥胖者減重的藥物。在不斷推陳出新下，越新推出的製劑，控糖及減重的雙重效果，也越來越好。

• 哪些病患需要注射 GLP-1RA？

從下降心血管疾病者風險及減重健康效益的觀點，國際醫學會的指引，建議有需求者，可以儘早在治療藥物中，納入優先選項。但由於價格昂貴，在台灣的健保，訂定了嚴格的規定，要求在多種口服藥治療之後，仍處於高血糖控制不良者，才能納入申請。

GLP-1RA 在國外已是非常普遍的治療藥物，因為西方人肥胖

的狀況比台灣來得嚴重，所以此藥一上市便受到廣泛的使用。使用的時機越早，越能透過控糖與控重雙重效果改善健康狀況。體重一減輕，血糖也會比較好控制，過去其它作用機轉的口服藥物治療通常都無法有效下降體重，也因此毋須將打針視為病況惡化。

• 注射頻率及副作用

　　GLP-1RA 藥劑的發展很快，新的製劑也不斷淘汰舊的製劑。從一天注射 2 次、一天注射 1 次，一週注射 1 次，之後也有可能注射間隔更久。這種製劑也有和胰島素混合的雙效型，一天一次，隨著研發進展，或許這種組合也會有一週一次。製劑的改變也包括含有兩種腸泌胰素的針劑，一週注射一次，降糖減重效果更強。減重的效果至少是 3 公斤，有些製劑可達 6-10 公斤，這是研究受試者的平均值。但實務上，減重幅度的個別差異很大，和生活飲食、搭配使用的糖尿病藥物有關。況且，藥物抑制食慾的副作用隨使用時間減退，因此，復胖仍然是普遍發生的狀況。

　　噁心、腹瀉、嘔吐、便秘是常見的副作用，但都隨使用時間拉長，便逐漸減少。也因為腸胃道副作用需要適應，因此須漸進式調高劑量，可能是自己可以轉動劑量的筆型注射針，一支筆可以每天或是每週注射一次，逐漸按醫囑或是副作用狀況調整，到藥劑用完為止；或是不同劑量的注射筆針，分階段逐漸上升劑量，每週注射一次，單次用完就拋棄。

◆ 胰島素與 GLP-1 的比較

在使用口服藥物治療一段時間後，為了更有效地改善血糖控制，常需要選擇增加注射治療，在胰島素與 GLP-1 兩者之間的選擇，首先須考慮血糖狀況，血糖很高的狀況下，選擇胰島素較能快速有效的下降血糖，這必須是最優先的選擇，若空腹血糖已高過 250 mg/dL，使用 GLP-1 常得不到降糖的效果。

對體重控制的期望，對過重或肥胖的人，GLP-1 是較適合的選擇；對於高血糖需要兩種胰島素的第 2 型糖尿病人，也可以同時使用一天一劑基礎胰島素再上一天 1 次或一週 1 次的 GLP-1，以胰島素控制空腹血糖， GLP-1 下降餐後血糖。

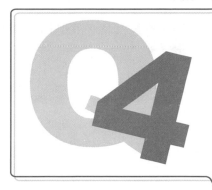

注射藥物常見的問題與迷思？

◆ 能拖儘量拖？

　　高血糖產生的「葡萄糖毒性」，會使胰島素分泌量與對血糖的調節能力進入惡性循環，造成越拖越嚴重，治療時機的一再錯失，會使得注射治療的選擇性變少，最後只能以一天三～四劑的胰島素注射方式來控制；相反地，及早使用注射藥物，包括基礎胰島素與 GLP-1 注射藥劑，都有可能是階段性的治療，在血糖得到幾個月的充分改善後，再回到僅以口服藥物治療的狀態。

◆ 注射表示病情嚴重？

　　注射治療是直接補充人體調節血糖荷爾蒙最直接的方法，特別是使用 GLP-1 注射藥劑和緩解嚴重高血糖無關，選擇 GLP-1 同時也是對食慾與體重管理的選擇。無論胰島素與 GLP-1 注射藥劑皆是控制高

血糖的利器,改善長期高血糖,才能有效預防慢性病併發症。注射治療絕不是從此進入生命終止的倒數,而是開啟積極治療與更有效經營健康之窗。

◆ 注射次數越少越好?

　　雖然注射治療的次數越少,的確可以減少不便與疼痛,但還是要以妥善控制不同時段的血糖為最優先的考量。為了平衡每一餐與日夜的血糖濃度,對需要精細調整血糖需要的人,分段多次給予胰島素可能是控糖的最佳選擇之一。次數減少所帶來的血糖高低起伏,往往會製造更多問題。注射次數多不表示病情嚴重,只是身體胰島素與生活作息綜合的結果,和真正的身體健康無關。

◆ 劑量調整

　　GLP-1 注射藥劑的使用方式在劑量調整上非常簡單,只需為了讓身體階段性適應藥物而調整。若對於增加劑量引起的副作用無法忍受,還是可以稍減低劑量來降低不舒服的感覺。

　　胰島素的劑量調整則與 GLP-1 非常不同。首先,胰島素必須從一個較低的估計量開始,以避免低血糖。因此在初期慢慢往上調整增加,有些使用者可能誤會「為什麼要一直加藥,是不是我的病那麼難以治療?」其實,這是個必經的過程,每個人需要調整增加的次數不一,有些人都不用再增加,有些人需要 5~10 次不等,甚至更多次的增加。

一般而言，胰島素劑量比體重多，表示胰島素下降血糖的敏感性不好，若達到體重 2 倍，通常是體重過重或產生了胰島素抗體，使得藥物作用不好；即便如此大的劑量，需要時還是得沒有限度地繼續往上增加，有時總量會達到 200 單位以上。需要大量胰島素劑量的人，最好是把胰島素多分幾次注射，效果會比較好。

04
注射藥物常見的問題與迷思？

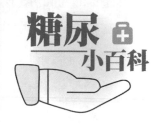
糖尿小百科

※ 保護腎臟與血管，血壓控制很重要

　　大多數的糖尿病是中老年人，加上三高經常合併在一起，也因此有 8 成以上的糖尿病患合併了高血壓。控制三高就像是為了把魚網破洞補起來，所有破洞需要一起補，否則漏網之魚會影響漁獲量；三高就像魚網上的破洞一樣，要維持最佳健康就得全面防護。

　　血壓會隨年紀增加而逐漸變高，更會因發生腎病變而加重，一旦血壓控制不好，腎病變惡化速度更快，造成惡性循環。也因此，往往一種藥物是不夠的，有時候會多到 4~5 種之多，現在有多種成分製成一個錠劑的藥可供選擇。此外，當有超過一種以上藥物時，可以選擇至少一顆藥放在晚上服用，這樣較能維持 24 小時的平穩控制；選擇時要注意利尿劑不要放到夜間服用，以免夜間排尿影響睡眠品質。

※ 保護腎臟與血管，血脂控制不能少

　　控制血脂是保護血管不發生阻塞最重要的防護之一。有效下降血脂，特別是低密度脂蛋白膽固醇，是預防心肌梗塞或腦中風這類嚴重的疾病最重要的有效措施。

　　斯達丁（Statin）類藥物是最普遍用來下降膽固醇的藥物，使用後，儘量要將低密度脂蛋白膽固醇下降至小於 100 mg/dL，合併有心臟病或腎臟病變時，更應下降到 70 mg/dL 以下，或是下降原來數值的 30~50%。

一旦血脂控制需要服用藥物，原則上藥物可持續服用，若下降至遠低於目標值，再來考慮減少藥物劑量。在醫師指示下服用藥物，不要自行添加血脂保健食品或藥品的狀況下，長期服用是安全的，對人體沒有明顯副作用。

7 Chapter

疑問
解惑 篇

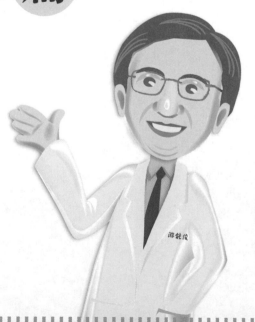

醫生我有問題！
糖尿病患者最想問的 Q&A

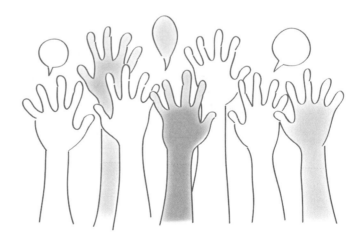

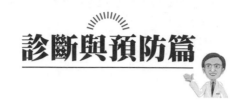

診斷與預防篇

飯前血糖 110 mg/dL，要如何才能有效降低血糖？

▼ 我的飯前血糖測得 110 mg/dL，要如何控制飲食及運動，才能降至 100 mg/dL 以內呢？

　　飯前血糖 110 mg/dL，要如何才能有效降低血糖？這個問題要分成兩種狀況來回答。首先是還未確定糖尿病，但空腹血糖 100~125 mg/dL 間屬於糖尿病前期；高於 126 mg/dL 就是糖尿病。預防的最有效方法是：運動（一週至少 150 分鐘）與減重（肥胖的人減重 7% 的體重）。追蹤時，最好是安排耐糖測試的檢查，而不是只觀察空腹血糖數值，如果耐糖測試 2 小時血糖高過 200 mg/dL，就要開始進入糖尿病治療。早發現早治療，可以達到最佳的長期控制效果。

　　改善葡萄糖代謝能力的關鍵是運動與體重控制，飲食的方向要以能減少過多體重為目標，運用糖尿病飲食中多纖維、少精緻糖類食物、適量健康的油脂與蛋白質攝取，對預防與控制糖尿病皆有幫助。

　　目前有些治療糖尿病的藥物也有預防的效果，但要由醫師處方，醫學研究的結果是：減輕體重與運動對預防糖尿病而言，效果比藥物好，所以大多數的醫師並不建議立即用藥，倒是一旦糖尿病

確定後，立即用藥的效果是較好且能持久的。

　　若是已經進入糖尿病治療，餐前血糖的目標是 90~130 mg/dL，餐後 2 小時不超過 160 mg/dL，同一餐的餐後減餐前血糖差距需在 30~60 mg/dL，這樣的控制，可維持糖化血色素不超過 7%。血糖控制是整體的，若你的飯前血糖在 110 mg/dL 左右，而糖化血色素過高，應加強餐後血糖的測量與調整。

　　將運動安排在餐後 40 分鐘左右開始，注意醣類分量與種類，配合測血糖調整，很快就可看到效果。雖然正常的空腹血糖是小於 100mg/dL，但只要餐後血糖也能控制，糖化血色素就能有效下降。

喝珍奶會引起糖尿病嗎？

▼ 請問每天喝一杯正常甜度的奶茶會得糖尿病嗎？糖尿病是因為食用糖分引起的疾病嗎？如果有在運動也會引發糖尿病嗎？運動才能降至 100 mg/dL 以內嗎？

　　第 2 型糖尿病發生原因與遺傳、肥胖、生活型態、飲食習慣相關。有愈來愈多醫學正確指出：經常攝取過多糖分和肥胖與第 2 型糖尿病有關。一杯正常甜度的珍珠奶茶總糖量相當於 20 顆方糖，熱高達 440~550 大卡，若天天飲用，兩個月可能會因此增加 3~4 公斤的體重。有許多人會以為多吃了食物，運動就能消耗掉，這需要每天足夠的活動量，攝取一杯珍珠奶茶的熱量，需慢跑約 90 分鐘才能相抵，高估運動的熱量消耗而過度攝取高糖高油食物，終究還是會隨著年齡增加而造成肥胖，增加得到糖尿病的機會。

我是否罹患第 1 型糖尿病？

▼ 我第一次在 A 醫院測的 c-peptide 值為 0.4。第二次在 B 醫院做升糖素刺激試驗（c-peptide 值是 0.7，經升糖素刺激試驗後 c-peptide 值為 0.8）。我的主治醫生從我的治療內容（口服降血糖藥無效）、年齡體型（青少年 BMI18）、發病速度、家族遺傳等，他認為是第 1 型糖尿病。但是申請第 1 型糖尿病重大傷病卡時，衛生福利部中央健康保險署認為不符合，請問我是否罹患第 1 型糖尿病呢？

這問題也是許多新陳代謝科醫師的困擾！

第 1 型糖尿病的重大傷病認定常有爭議，根據糖尿病學會的建議：空腹血清 C- 胜肽濃度＜ 0.5 ng/ml，或升糖素刺激試驗 6 分鐘後，血清 C- 胜肽濃度＜ 1.8 ng/ml，或 6 分鐘和 0 分鐘血清 C- 胜肽濃度相差＜ 0.7 ng/ml，可診斷為第 1 型糖尿病。診斷條件應該是任一款符合，配合臨床表現即可判定為第 1 型糖尿病。

或許是你曾使用口服藥物治療，雖然無效，但也無酮酸中毒情況，才使審查觀點不認同你的重大傷病診斷。

現實上來看，有許多人有類似你的遭遇，雖然事關權益，但重點在你的健康照顧。你的治療方式應該以能達到接近理想血糖控制為目標，不需為了衛生福利部中央保險署認定，而改變治療的方式與態度。醫學講究證據，你也可以重複做升糖素刺激試驗，再檢附報告申請，如果檢驗數據與臨床狀況愈來愈無爭議，申請通過的機會還是有的。

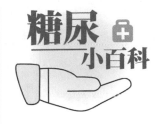

※酮酸中毒

人體兩種常見的酮類分別是乙醯乙酸與 β-羥丁酸。酮酸中毒的情況下，無法抑制酮酸產生，過多的酮酸會讓身體的 PH 值降低，嚴重情況可能會致命。酮酸中毒最常發生在第 1 型的糖尿病患，長期飲用酒，導致酒精中毒也有可能會引發酒精性酮酸中毒。

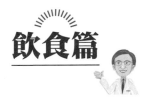

飲食篇

為了控制血糖，五穀米需要換成糙米嗎？

▼ 我奶奶血糖值很高，空腹血糖就破 200 mg/dL 了。想請問，她的主食是五穀米，是否恰當？還是要換成全糙米？

控制血糖需要藥物與飲食並重，通常須先給予足夠的口服藥物或胰島素，讓空腹血糖下降至 130 mg/dL 以下。至於觀察食物影響的方法，計算同一餐的餐後 2 小時與餐前差距，配合飲食記錄，比單獨看餐後血糖，更能達到調整食物控制血糖的效果，建議差距範圍約為 30~60 mg/dL。

以全穀類來替代白米飯或麵食類，可減少餐後血糖增加的幅度，五穀或十穀米原則上纖維含量比白米多，若食用五穀米血糖增

加還是過多，可減少分量或是換成全糙米。以全糙米為主食者，須注意腎功能狀況，腎功能不好的人，必須視狀況限制一天的磷攝取量；而全糙米或五穀米的磷含量比白米高出許多，不適合一天三餐皆以此為主食。

除了改變米食種類外，增加蔬菜來提高纖維質攝取量，也能幫助血糖調整。高齡者多數牙齒並不好，對需要較費力咀嚼的食物，不見得願意接受，蔬菜不一定使用葉菜類，將煮熟的蔬菜剪成小段，對增加蔬菜攝取會有幫助。若血糖改善還是有限，調整藥物是較能兼顧飲食彈性的控糖方式。

有糖尿病就不能吃糖嗎？

▼ 我爸爸去年被診斷出患有糖尿病，他以前嗜吃甜食也沒有特別忌口。但發現有糖尿病後就開始比較注意飲食，目前也定期回診拿藥吃藥，偶爾會測血糖，測試結果幾乎都正常。但是，他每天會吃水果，偶爾會吃一點點甜的零食（餅乾、糖果等），但甜食的量比一般人少很多。現在喝咖啡也都改加代糖。另外，幾乎每天都會食用鹹麵包或無餡的甜饅頭或鹹的糕點等。我想請問的是，因為我爸血糖測試結果都正常，所以家人就沒有特別嚴厲的節制我爸吃甜食，他想吃就讓他吃一點。這樣子對嗎？還是完全不要食用甜食比較好？

A：

　　每位糖尿病人的胰島素分泌量與敏感性並不是相同的，也就是所謂的糖尿病飲食並非人人相同。控制含醣食物分量，是維持血糖穩定控制必須配合的生活調整，為了兼顧血糖與食物彈性選擇，可以運用血糖機測量餐前與餐後 2 小時的血糖，調節餐後餐前血糖增加約 30~60mg/dL 之間，並參照糖化血色素控制的數值。水果、餅乾、糕點、麵包、糖果等都是含醣食物，若要在日常飲食中取用，最好是和營養師學習醣類食物的代換，抓準每次進食的醣類總量，就一樣可以享受甜蜜的滋味。我們也可以閱讀食品包裝上的食品標示來得知食物的含醣量。

　　舉例來說：

　　某牌柳橙汁每 100c.c. 含 7.5 公克碳水化合物（醣類），若食用 200c.c.=15 公克醣（7.5×2=15），而 1/4 碗飯或是一個橘子的含醣量 =15 公克，所以當我喝了 200c.c. 該牌子的柳橙汁，正餐應減少 1/4 碗飯的攝取或是減少一個橘子的量，相同的原理可以運用在其它含醣的食物上。

　　雖然可以用代換的增加選擇的食物種類，還是建議用測血糖來觀察食物的升糖反應。另外，要提醒鹹麵包、無餡的甜饅頭、鹹的糕點還是含有澱粉，雖然吃起來是不甜或是鹹的，但是澱粉分解之後會轉變成葡萄糖，所以血糖還是會上升，這類食物最好能取代正餐的主食，若當點心則淺嚐即可，即使血糖上升在範圍內，過量攝食容易使體重增加，對健康與日後的糖尿病控制仍是不利的。

糖尿病患一天該吃幾餐？

▼ 糖尿病患者一天要吃幾餐？一餐的量是多少？可以吃麵包嗎？

1. 糖尿病患的進餐是根據生活習慣、熱量需求、用藥方式與血糖結果來決定，成人的話，大原則是按三餐進食。

2. 生活習慣若屬於不定時不定量，通常血糖的高低起伏會很明顯，容易導致血糖控制不良或低血糖危險，此時所需搭配的藥物治療方式勢必較為複雜。成人除非做粗重工作，否則很少需要增加熱量，特別是體重已經過重時。

3. 口服藥物控制或一天只注射 1 次胰島素的患者，通常除了三餐以外，不特別需要點心，胰島素一天 2 次以上注射的治療方式，醫師或營養師會視實際情況建議添加點心。

4. 依測量血糖的結果來調整飲食是最正確有效的方法，可輪流觀察三餐的餐前與餐後血糖變化（同一餐），合適的血糖增幅約在 30~60 mg/dL 之間。醣類食物是影響血糖的關鍵，多吃蔬菜、適量的肉類並不會影響餐後血糖，如果三餐的醣類都是吃飯的話，一整天的飯通常只要約兩碗半就可提供足夠的營養。

5. 麵包也是醣類食物，影響血糖和白飯一樣明顯，以薄片吐司為例：四片吐司就相當於一碗飯，而一個非吐司的麵包經常超過四片吐司的分量，所以可以用測血糖的方式來決定吃麵包時合適的分量。

6. 少量多餐不一定適合每個糖尿病患者，建議以實際測血糖結果做為飲食調整的參考，和營養師討論自己的飲食計劃。

外食該怎麼挑東西吃？

▼ 我每天三餐在外面飲食，大部分在自助餐用餐，想請教要點哪些菜？如果食用要一碗飯、三樣菜、一份清蒸的魚，這樣的飲食組合可以嗎？

糖尿病的飲食首重營養均衡與熱量攝取恰當，在食物選擇上，醣類食物的總量影響血糖最多，高纖維低升糖食物則有助於血糖控制，蛋白質須控制攝取量，以油脂與膽固醇含量較少為較佳選擇；油脂則以高單元不飽和脂肪酸含量高的用油為首選，須避免飽和脂肪與反式脂肪。每個人所需的熱量會因年齡、體重與活動量不同而有差異，請營養師評估是最正確的。

• 主食類

依據上述原則，選用自助餐比便當健康些，因為蔬菜種類與分量較多，多吃蔬菜可增加纖維質攝取量，也有助於主食分量調節少一些，挑選時須注意南瓜、玉米、芋頭等含醣量豐富的食物，這類可以被當菜的食物須歸列為主食類，應和正餐主食做部分替換。飯通常比麵食類容易控制血糖，吃麵食類通常蔬菜分量會不足，當然纖維質較豐富的十穀米、五穀米、糙米的升糖指數會比白米好。至於一碗飯是否為合適的分量，可運用同一餐的餐前與餐後配對血糖

監測檢查，控制血糖增幅於 30~60 mg/dL 之間，對醣類分量的調整是最有幫助的。

• 蛋白質

　　肉類、豆類與蛋是蛋白質的主要來源，魚肉的脂肪量較少，家禽類比家畜類少，豆類則沒有飽和脂肪與膽固醇所帶來的健康負擔，因此選擇魚多於其他肉類是好的選擇方向，家禽與家畜類去皮去油可減少飽和脂肪攝取，了解這些原則，可增加蛋白質食物的多樣性選擇。當然挑選配菜的原則，還是蔬菜要明顯多於蛋白質食物，例如，三樣蔬菜一樣肉，而非三樣肉一樣蔬菜。

• 油脂

　　油脂攝取量的估計是困難的，優先順序是選擇高單元不飽和脂肪酸的植物油做為烹調用油，當然這對外食族是困難的。其次選擇食物的烹調方式，少油炸，多選擇蒸、煮、烤，適量使用烹飪油，注意肉類食物的脂肪含量。要記得，油脂也是人體必須的營養素，有糖尿病的人在控制醣類與蛋白質後，一定要攝取足量的油脂，否則會有熱量不足與營養不均的問題，例如：已經少吃肉類，青菜也一律用燙的又不加油，就很容易導致脂肪攝取不足。

• 水果類

　　水果類含的營養也是維持飲食均衡不可或缺的食物，一天 1~2 份，分量的資料可和營養師詢問，水果屬於含醣食物，因此須與主食一起計算，也就是計劃吃水果就須略減主食分量。切記，過量的果糖攝取對三酸甘油酯、脂肪肝與尿酸皆有不良影響，以水果取代

正餐是不好的選擇。

• 奶類

　　奶類可提供醣類、蛋白質、脂肪、鈣與維他命，可依個人飲食習慣決定是否攝取，不攝取奶類時須注意鈣質補充。最適合糖尿病患選擇的奶類製品是：糖尿病配方奶粉，市面上有許多品牌可供選擇。這類配方保有牛奶中有益健康的營養素，去除了乳糖，可減少乳糖不耐引起的腹瀉，也可進一步減少升糖反應，有助於血糖控制。若飲用一般牛奶，建議選擇脫脂奶或低脂奶，乳製品的脂肪屬於飽和脂肪，對血脂肪是負面的。

　　最後，建議三餐外食族，儘量挑出方便的一餐選用較容易準備的健康食物，例如：以糖尿病配方奶粉搭配大燕麥片，方便又有益維持血糖控制與飲食均衡。想想，一天還有兩餐的外食，早餐挪出幾分鐘在家吃，較能確保營養均衡與血糖控制。

糖尿病患可以吃果寡醣嗎？

▼ 家人是糖尿病患者，常常好幾天無法順利排便，聽同事說他們都喝果寡醣幫助排便，而且很順暢。想請問糖尿病患者適合喝果寡醣嗎？

　　果寡醣被歸類為可溶性膳食纖維，熱量不超過 2.5 大卡／克，因為腸道吸收量少，實際熱量可能更少，比一般砂糖適合糖尿病患食用。但一天若超過 15 公克可能引起脹氣、腹瀉。過去有些醫學研究：一天用量 10~20 公克，只有少數報告指出對血糖與血脂肪

有好的影響，多數則未觀察到明顯的變化。當成調味的話，因甜度較低，用量需較多，因此不妨也可考慮使用無熱量的甜味劑，例如：阿斯巴甜、糖精、蔗糖素等。若要增加益生菌的建議用量是一天2~3公克，以這個分量而言，產生的熱量很少，因此可以放心食用。

糖尿病患喝的奶粉該如何飲用？

▼ 請問市面上的糖尿病營養品，糖尿病患平常可以當早餐吃嗎？還是一定要無法進食時，需要補充營養才能喝呢？

所謂糖尿病營養品，通常是含有均衡營養素的配方，再添加不同作用的特殊成分來調節血糖機能，添加的方式大致有下列幾種：

1. 添加鉻：某些研究指出，補充三價鉻有助於改善血糖。

2. 添加抗性澱粉：亦稱難消化性麥芽糊精，是膳食纖維的一種，這種澱粉不被人體消化吸收，可以增加飽足感。

3. 減少糖：將三大營養素的比例作一些調整，降低糖類的比例，增加油脂或蛋白質，這兩種營養素對餐後的血糖影響較糖類少，但是有腎病變的患者必須謹慎使用此類營養品。

4. 添加代糖：利用代糖來增加甜味，而不增加總糖量。

5. 不含或減少乳糖：乳糖可能會對於乳糖不耐症的人來說，是喝奶類造成腹瀉的主要原因。乳糖也會造成血糖快速上升。

若是均衡配方的營養品，一個包裝（約250c.c.）大約可以取代一個正餐。因為是均衡配方，所以對於無法正常進食的人來說，

是很好的營養補充品，但是需要經過營養師的評估及計算所需要的分量，才不會造成營養不足或過量的問題。有許多人會認為既然是糖尿病專用，就可以無限量的喝，這是錯誤的想法，因為其中還是含有許多糖類，喝多了血糖還是會增加，也會攝取過多的熱量。每一種品牌的營養品添加的特殊成分不同，營養素的比例也不同，沒有一種營養品絕對適合每個人，最好還是能請教營養師或利用監測餐前餐後血糖來驗證，正確的使用營養品才能發揮最大的功效。

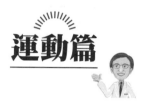

運動篇

 運動後腳會痠痛，會不會是併發症？

▼ 我在運動過後，腳經常會痠痛幾天，會不會是出現併發症了？還是有其他原因呢？

腳痛和糖尿病有關的情況有兩類：

第一類是周邊神經病變

特徵是由下肢先麻，一段時間後手發麻，影響範圍約是穿襪子與戴手套的位置，但這類症狀是慢慢加重，不會突然發病，而且是麻痛不會是痠痛。

第二類狀況是周邊血管病變

因下肢循環不良會發生所謂的間歇性跛行，症狀是走動或跑步一小段時間後，因血流不足會突然疼痛，必須停下來休息一下，才

減緩疼痛繼續行走，這類痠痛時間是陣發性，隨著運動加重的，如果痠痛是一次會好幾天，也不是因走動就加重，就不是血管病變。

不論是神經或血管病變，皆可以經由醫師檢查來確定狀況。運動會使肌肉堆積乳酸，特別是長時間的中強度運動後，這種情況可用熱敷改善，稍減少運動時間或強度，再慢慢做運動訓練，適應後就會改善。

第 1 型糖尿病患血糖高時可以運動嗎？

▼ 我患有第 1 型糖尿病，很想靠運動來維持健康，但是我適合運動嗎？又該注意什麼事項呢？

第 1 型糖尿病患，因胰島素嚴重缺乏，不但導致高血糖，也會因脂肪過度分解，過度產生游離脂肪酸與酮體，過量酮體會影響身體酸鹼值，因而造成酸中毒。當餐前血糖高過 250 mg/dL，餐後高過 300 mg/dL，就有可能發生糖尿病酮酸中毒，發生的原因包括：未注射胰島素、胰島素劑量不足、飲食不當、生病、運動等。

酮酸中毒剛發生時的病徵並不明顯，因此只要血糖過高，經過 4~6 小時未見下降，就要懷疑已經進入酮酸中毒狀態，可用尿液或血酮機來確認酮酸數值，儘早積極調整胰島素與補充水分，若未見改善即應就醫。當酮酸中毒的時間延長，更多的症狀包括：脫水、呼吸急促、嘔吐、抽筋、腹痛、神智不清等都有可能發生。

運動，特別是激烈運動，在短時間內會因體內肝醣釋出造成高血糖，因此運動前與後皆應監測血糖，運動前若血糖已高過 250 mg/dL，應考慮暫緩運動，先處理高血糖後再進行運動。

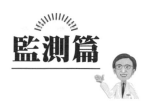

監測篇

有早上飯前血糖偏高憂慮該怎麼辦？

▼ 每天早上起床的測量空腹血糖值為 120 mg/dL（約早上 7 點）；早上飯前血糖為 150 mg/dL（約早上 8 點半）；飯後血糖大約為 200~220 mg/dL 不等；中午 12 點左右再量為 110 mg/dL；飯後為 160 mg/dL；晚上飯前為 120 mg/dL 左右；而飯後通常不會超過 100 mg/dL；至於睡前的血糖值則為 110~120 mg/dL。最近一次糖化血色素為 7.2%，想請問目前的控制是否正常？我想努力控制，可是要怎麼樣才能把早上的飯前血糖降低呢？已經試過早上不吃藥不進食先運動，可是血糖值還是偏高。

晨起的血糖經常會比睡前高，這是因為荷爾蒙影響夜間肝臟葡萄糖的輸出增加，而有糖尿病的人其胰島素作用較差，無法有效地將葡萄糖帶入細胞，因此睡一覺醒來，中間沒有進食，隔日血糖反而是增加的，這個現象普遍存在，醫學上稱為「拂曉現象」。運動時身體需要葡萄糖，此時會從肌肉動員肝醣，同樣地，也因為胰島素作用較差，無法有效地將葡萄糖利用，因此，短時間內看不到下降血糖效果，不過別擔心，隨著時間，身體需回補已消耗的肝醣，此時運動降糖的效果便會呈現，運動有促進身心健康的益處，應繼續保持。

您的糖化血色素為 7.2%，但午餐、晚餐與睡前血糖皆不高，可嘗試多觀察血糖並試著調整食物，讓餐後與餐前的血糖差距控制至 30~60mg/dL；您可以特別注意早餐與中餐的調整，會有助於糖化血色素再降一些。

糖尿病患怕痛不肯測血糖怎麼辦？

▼ 我母親患有糖尿病已有 5 年，我們都知道糖尿病患者應該要天天測血糖來檢視自己的血糖濃度、自我照護，但我母親因為怕痛，堅持不肯用血糖機。近幾個月她的腳已經呈現無法正常行走的狀態，因為麻木而造成末梢神經壞死，因為不能夠確知每日的血糖狀況而有彈性的增減藥物用量，所以情況越來越糟糕，這樣下去是否會造成半身癱瘓或是更糟的情況？

長期血糖控制不良，會造成神經病變與其它併發症風險，評估血糖控制有兩種客觀的方法：

1. 糖化血色素

由醫療院所每 3 個月檢查一次，一般建議控制至 < 7% 以下；併發症多或高齡病患可略寬鬆至 < 8%。

2. 以血糖機測量血糖

這是一個更能密集調整血糖控制的方式。許多病患因疼痛而不願測量，第一個解決方式是不要扎指尖，指尖布滿神經對痛覺也最敏銳，可改變扎血部位至手掌底部兩側凸起處（沿大拇指與小指外緣下方）或手臂上，這種採血監測稱為「替代部位」採血，配套的

工具則須選擇有註明「替代部位」採血功能的血糖機與採血筆。

行為改變需要時間與耐心，協助家人監測血糖時，有時就像哄小孩一般，也要用商量的，從低的頻率開始，例如：一週中兩次早餐前血糖開始，再逐漸增加頻率，達到提供治療調整的目標。

 ## 指尖血和靜脈血之差異是什麼？

▼ 1. 指尖血和抽靜脈血管的血於同一時間（相隔 2 分鐘）檢測的血糖值，其差異性是否一直存在？

2. 在未進食的條件下：早晨起床後指尖血檢測血糖值竟然和到醫院抽靜脈血管的血的血糖值，差異甚大，為何如此？（我常常在早晨起床後指尖血檢測血糖值是 113 mg/dL，可是到醫院抽靜脈血管的血其血糖值竟然高達 165 mg/dL；在未進食的條件下，只是相隔 1 個多小時，血糖值像血壓一樣，那麼容易飆升？）

1. 血糖機的數值已校正為和靜脈血漿數值同一標準，比對時切勿以靜脈血直接滴在試紙上測量，靜脈血需先離心出血漿後，於檢驗室化驗，約 0.5~2 小時後會得到結果，再和抽血同時的指尖血比對。100 mg/dL 以上血糖比對誤差容許範圍為 15%，100 mg/ dL 以下為 ±15 mg/dL。

2. 起床後到早餐前這段時間，有些患者血糖會上升，這和一般想像的飢餓時間愈久血糖愈低是不同的（午餐與晚餐比較會因飢餓更低），原因是要起床前，人體的荷爾蒙變化會刺激血糖上升，加上夜間肝醣釋放成葡萄糖，所以起床到早餐前血糖反而會上升。

3. 下面情況也是容易困惑患者的，晨起運動後早餐前血糖，反而比晨起時高，原因是因為運動需要能量，會釋放肌肉中葡萄糖，運動後降血糖通常發生在運動幾個小時之後，有時沒有運動，只是忙點家事，這些身體的活動都容易在早晨影響血糖。

治療／藥物篇

 胰島素可以降低多少血糖？

▼ 請問一單位的胰島素大概可降低多少 **mg/dL** 的血糖？

一單位的胰島素可降多少血糖是因人而異，和年齡、體重、腎功能、胰島素敏感性、所使用的胰島素種類等因素有關。一般而言，這類估算以速效或短效胰島素為主，中效或長效胰島素並不適合這樣的估算。

對剛使用的成人，約估一單位降 **10 mg/dL** 血糖，但醫師會根據實際狀況不斷調整。當血糖高時，也不建議一次算足速效或短效劑量全部給予，會設定上限劑量，分較多次慢慢下降血糖，一次給過大劑量會容易造成低血糖，這種運用方式通常是在住院期間使用。

對已經注射胰島素一段時間的病人，若是餐前有短效或速效胰島素，則可運用胰島素敏感因子（一單位的胰島素可以降的血

糖），短效型為 1500 除以每日胰島素總劑量，使用速效型胰島素為 1800 除以每日胰島素總劑量，算出來的數值約是一單位可以下降的血糖數。這種方式常運用於積極控制血糖的胰島素治療患者，需要醫療團隊較深入的衛教課程學習，記錄血糖與飲食，才能正確地運用自如。

血糖高低起伏不定怎麼辦？

▼ 我是第 1 型糖尿病患有 20 年病齡。一天 4 針，三餐速效＋睡前長效。想請問，為什麼我的血糖一直控制的不平穩？都會莫名起伏很大，藥量、飲食、生活作息每天都一樣，但查不出來血糖不平穩的原因，有時覺得速效胰島素好像沒有作用，有什麼方法可以查的出來原因出在哪裡嗎？

血糖監測的資料是評估與調整治療最重要的元素，使用一天多次胰島素患者測量頻率要提高，血糖數據必須能呈現不同時段的連續血糖變化，可優先選擇三餐前與睡前四個時間點，儘量做到一天測量四次血糖，這對調整胰島素劑量與食物分量間的平衡很有幫助。

一旦餐前血糖都能控制在目標範圍，再進一步執行「餐前餐後配對」，進一步調整餐後 2 小時血糖，幫助糖化血色素控制趨近達標。半夜 3 點的血糖也是需要抽查的，特別是清早血糖高時，為了釐清是否有半夜低血糖，建議至少 1 或 2 週測量一次。有了血糖數據再搭配上食物與活動記錄，可以提供完整的資料來判斷與解決問題。

　　除了血糖機以外，連續性血糖監測也是可以參考的工具。檢查期間記錄器每 5 分鐘會感應接收到一個血糖值，可完整看到 3~5 天中每 5 分鐘一次的血糖變化，對找出血糖的問題類型很有幫助。

　　胰島素的敏感性是會改變的，遇到持續高血糖、生病、壓力、活動量改變，所需施打的胰島素劑量就會不同，在調整上可運用矯正劑量去觀察胰島素的敏感性，需要反覆練習調整並與醫療團隊討論。

　　當遇到速效胰島素總是無法順利下降餐後 2 小時血糖時，除了增加劑量外，可試看看提早於餐前 15~30 分鐘注射，讓胰島素提早注射較能於 2 小時克服血糖上升的高峰。

換胰臟好，還是等待醫療科技？

　▼ 請問一下，之前看到報導，醫院有換胰臟跟腎臟的手術，成功的將糖尿病根治，只是一輩子要吃抗排斥的藥，控制血糖不錯的人可以動手術根治嗎？（只換胰臟的話）需不需要吃抗排斥藥？如果不動手術，在未來 7~8 年裡醫療科技有辦法根治糖尿病嗎？

　　胰臟移植手術主要是針對第 1 型糖尿病，手術技術愈來愈成熟，但因為還是需要使用抗排斥藥物，加上手術還是存在著風險，目前最適合的患者是腎功能也嚴重不好者，一併移植腎臟與胰臟。器官移植需要有來源，能否找到可配對的器官也需要等待與運氣，所以很難成為所有第 1 型糖尿病患解決疾病問題的優先選項。醫學進步日新月異，很難說幾年後，會不會有重大突破能嘉惠廣大的糖

尿病患，例如：人工胰臟的發展近年來有不錯的進展。在這之前，施打胰島素、監測血糖、計算醣類食物與藥物劑量是控制血糖的不二法門，也是較務實的做法，也才能避免長時間疏於控制，造成難以回復的慢性併發症。

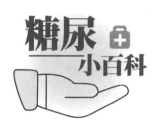

抗排斥藥物（免疫抑制劑）可以改變人體對移植腎反應所產生的防禦機轉，用來預防及治療身體對移植腎所產生的排斥作用，此類藥物在腎臟移植中扮演著重要角色。相對的，抗排斥藥物會降低人體的免疫系統，因此配合醫師的指示服藥，可以達到最好的治療效果。

保健食品真的有效嗎？

▼ 無意間在有線電視看到一則長達將近 1 小時的廣告節目，主題是降低血糖的健康食品（紅心芭樂萃取物），還提到該產品有國家認證，看完後還讓我有點動心。但是如果真的那麼有效，應該可以因造福全人類而轟動全世界，那新聞媒體不早就大肆宣揚了？不知醫生您的看法如何？

所謂的國家認證的健康食品，根據法規定義的保健功效，係指增進民眾健康、減少疾病危害風險，且具有實質科學證據之功效，非屬治療、矯正人類疾病之醫療效能，並經中央主管機關公告者。所以所有的保健食品均不得宣稱有治療效果。

在國外有許多針對糖尿病與食品的研究，曾經被報導有助於血糖代謝的有：肉桂、武靴葉、胡蘆巴、苦瓜、人參、胭脂仙人掌、蘆薈、巴拿巴、白薯、越橘、奶薊等，但皆面臨以下幾個共通的問題：合適的劑量、效果、副作用，因此目前沒有任何一個產品被證明和糖尿病藥物有相同程度的降糖效果，也沒有從這一些保健食品找到成分提煉成藥物的成功例子。

醫療藥品講究的是療效與安全試驗，而保健食品的效果僅止於促進健康，由於缺乏療效驗證，因此法規才會明文禁止其宣稱可以治療疾病。建議您諮詢醫師的意見，通常做為輔助是安全的，但不一定有效，切記不可取代目前的糖尿病治療藥物，否則血糖控制通常會因此而惡化。

代謝手術可以治癒糖尿病嗎？

▼ 我今年 39 歲，罹患糖尿病大約 1 年多。目前糖化血色素控制在 6.5%，BMI 是 36.4，體重一直降不下來，請問可以接受代謝手術來換回健康嗎？

肥胖是造成第 2 型糖尿病的重要成因，但一旦發生糖尿病，身體調節血糖的異常是多方面的，「腸泌胰素」是由小腸分泌，在正常運作下可增加隨餐的胰島素分泌與抑制升糖素，這第 2 型糖尿病患除了胰島素分泌能力與作用缺陷外，「腸泌胰素」的缺少也是一個重要的影響因素。目前已有口服與注射的藥劑可以增加腸泌胰素，在使用經驗上，醫學界已認可這類藥物為調控血糖的另一個好

幫手,注射藥劑還可以控制食慾減輕體重,但仍需搭配其它藥物才能使更多病患得到理想的血糖控制;更有許多病患在使用後,也仍未能控制好血糖。

• 胃腸道手術

胃腸道手術的確被證實:在手術後腸道中會持續分泌一種賀爾蒙(即為腸泌胰素),有益於糖尿病的治療,但還須搭配術後的減重成效,才能大幅度的減少用藥甚至不用服藥;也就是說,如果增加腸泌胰素就能解決糖尿病問題的話,以外來方式補充腸泌胰素就應該可以看到同樣效果,手術通常不單獨用來做為改善血糖控制的方法,一定是同時需要減輕體重者才適合。

另一個重要的考慮是期望或需要減輕多少體重?減重向來就是糖尿病治療的一部分,減重手術是對付嚴重肥胖(BMI 35 以上)的好方法,血糖控制良好者也可以考慮,嚴重肥胖加上糖尿病,手術可以是一舉兩得的治療選擇。

• 術後的後遺症

不過畢竟這是一種手術,所有手術的麻醉、出血、術後感染等併發症,都有可能發生,因為食物進入胃腸道的通路改變了,往後的飲食方式需要將近半年的重新調整,有時會有噁心、嘔吐、腹痛、便秘發生,或是肉類食物等的難消化結締組織時,可能導致出口阻塞;另外,腸阻塞與狹窄也有約 2% 的發生率。術後可能需補充膽鹽減少膽結石的發生,也要補充維他命、鐵劑。手術後,2~3 年過後,有些患者會因胃袋又被撐大與小腸吸收營養更有效率而復胖,因此對於以胃腸道手術解決糖尿病問題,需由醫療團隊評估,分析

效益與風險，更須體認無論其效果能達到多好，終其一生皆需定期追蹤、調整飲食、控制復胖。

只吃兩餐該如何調配藥物與飲食？

▼ 我爸爸是在百貨公司美食街工作，所以吃飯的時間都很不固定，通常是早餐吃很多，午餐、晚餐都不吃，直到 10~11 點回到家之後才吃消夜，持續 10 幾年。前幾天醫師開了糖尿病的藥給他，請問像我爸這樣飲食時間該怎樣兼顧控制血糖與安全？

基本上，「少量多餐」似乎才是糖尿病人的黃金準則，但令尊因為工作關係導致一天只攝取兩個正餐，與控制血糖的飲食原則大大違背。但是，門診中也有不少人有這方面的困擾呢！我們可以試試用以下幾個方式來調整，說不定能找出合適令尊的控糖方法：

1. 調整個人習慣

找出工作中的空檔，將一天兩餐，調整為一日三餐囉！但是很多人不會選這個方法，常見的理由是：太忙沒時間、吃不下、習慣了不想改……

2. 藥物選擇

需讓主治醫師了解目前的生活及飲食型態，讓醫師根據個人情況來挑選合適的藥物，例如：若在無法調整飲食習慣的狀況下，應該避免使用長效型的磺醯尿素類藥物，而以短效型的為主，以免長效型的藥物在長時間空腹的狀態引起低血糖。若只是單純使用不會

引起低血糖的藥物種類，例如：雙胍類、DPP4 抑制劑、 α - 葡萄糖解肝酶抑制劑類，則沒有引起低血糖的疑慮。醫師會根據病患的個別狀況及血糖狀態做藥物的選擇，所以充分的溝通是非常重要的。

3. 飲食調整

醣類食物是影響餐後血糖的最主要因素，若將一天的醣類平均分配於兩餐中，可能會因為每一餐都攝取過多的醣份而導致餐後高血糖的狀態，舉個例子：假設一天的主食是三碗飯的量，若一日兩餐，每餐一碗半飯的餐後血糖會比一日三餐，每餐一碗飯的血糖來得高；但若將兩餐的飯都減少至一碗，短時間內可能會看到餐後血糖降低，但長期醣類攝取不足，可能會導致營養狀態失衡，顧此失彼。這可以與營養師討論將醣類食物再做一些適當的分配，也許還是得在白天利用一點空檔，補充適量的醣類點心的方式來解決。

無論選擇哪一種方式，都必須與醫療人員做充分的溝通來加強對彼此的了解，而血糖監測則是最好的溝通橋樑，可以一開始連續做三天的密集血糖監測，由數據來告訴我們一整天的血糖變化狀況，這對自我了解及學習非常有幫助，也能提供醫療人員更多的資訊做更精準的判斷。

治療糖尿病，該吃中藥還是西藥？

▼ 請問糖尿病應該吃中藥好，還是吃西藥好？每天早晚吃許多藥，我很擔心身體會不會有什麼不良的影響，所以已經 3 個月沒正常吃藥了。請問如果改吃中藥，對身體會不會有比較少的負擔？

你的問題是有糖尿病的人常有的疑問，我的看法是：

1. 中藥、西藥都是藥，中藥的治療主要針對症狀，例如：口乾、多尿的「消渴」症狀；西藥主要針對病因。第 2 型糖尿病的病因複雜，涉及了胰島素分泌、升糖素分泌、細胞接受體、腸道荷爾蒙等影響血糖調控的因素，目前有許多種類的藥物，如何選擇必須參考高血糖的程度、病情的特徵、對藥的適應與器官功能（心、肝、腎）。

2. 不論中西藥，接受治療後最重要的是測血糖來確認療效，糖尿病治療和其它慢性病最重要的不同之處，就是也要配合飲食控制，目前沒有一種藥物能讓病患隨意的吃東西，血糖還會自動控制良好。

3. 血糖控制的參考目標範圍為：餐前 90~130 mg/dL、餐後 2 小時不超過 160 mg/dL，同一餐的餐後減餐前血糖差距 30~60 mg/dL。如果你在飲食控制的前提下，所使用的藥物能幫你控制到目標值，就表示藥物是合適的；若血糖過高或太低，就表示藥物還需要調整。

4. 以西藥而言，血糖明顯過高的患者，往往需要兩種以上的藥物才能控制，而糖尿病患往往合併有血壓與血脂異常，因此免不了早上的藥物種類會較多，其實血壓與血脂用藥也不一定在早上服用，這樣就不會一餐需吞很多顆藥。此外現在也有兩種成分做成一顆藥錠的糖尿病與血壓藥，選用這些藥也能達到少吞藥的目的。至於所謂西藥傷腎的觀念是以偏概全，西藥只有抗生素與止痛劑使用不當時會傷腎，絕大多數因糖尿病而嚴重病變到需要洗腎的人，是因為長期血糖失控造成的。

5. 中藥治療糖尿病歷史悠久，但能以現代科學驗證療效的少之又少，其實幾 10 年前就有德國人將常用的中藥加以科學分析，其中有許多成分可以略降血糖，但降幅遠不及西藥。所以使用中藥控制糖尿病，更需要測血糖來驗證其降糖的效果，才是對健康最大的保障。

一直加藥量，劑量是否會太大？

▼ 我家有糖尿病病史，我在 25 歲時發現自己罹患糖尿病。因為近 2 個月腳趾頭麻木、視線模糊，所以前往診所驗血，發現空腹血糖高達 271 mg/dL，醫師立即開了早晚餐前餐後各一顆的藥給我，我在吃了 4 天的藥之後去驗血，結果空腹血糖 222 mg/dL，醫師便要我立即加重藥量，變成飯前飯後都要吃兩顆。我是女生，目前身高 165 公分，體重 70 公斤，不知這樣加重藥量會不會有影響？日後還有機會減少藥量嗎？假若我血糖控制良好，那麼我腳趾麻木以及視線模糊的狀態是否可以改善？因為我還年輕，如果我將來要懷孕的話，有什麼注意事項嗎？

1. 高血糖造成的身體症狀，包括趾頭麻木、視線模糊會隨血糖控制改善逐漸恢復，因眼球水晶體會隨血糖高低的快速改變，造成含水量不同，因此剛接受藥物治療的前 3 個月，視力會因血糖起伏造成水晶體軸距改變而處於不穩定的狀況，若無視網膜病變，可等 3 個月後血糖較穩定時，再評估視力。

2. 糖尿病治療所需的藥物種類與劑量會隨高血糖程度改變，是一種動態的調整，當高血糖獲得良好控制後，身體的胰島素分泌與作用效果也有機會隨之改善，此時藥物可能也可以減量。通常要達到減少藥量也能維持血糖控制的關鍵有二：首先是有計劃的監測餐前與餐後配對血糖；第二點是學習醣類食物種類與分量的調整。如此才不會因血糖持續過高，必須不斷透過增加藥量來控制血糖。

3. 糖尿病患發生慢性併發症（包括腎功能不好）的主因是長期血糖過高，和所使用的糖尿病藥物種類與劑量皆無關。經常會聽到西藥傷腎的籠統錯誤說法，西藥會傷腎的藥物有兩大類：一種是抗生素；一種是消炎止痛藥，這兩類藥物若不當地長期使用，的確會引起腎衰竭。

4. 糖尿病婦女要懷孕前需注意幾件事情：首先血糖需控制至接近正常值；再來一定要計劃性懷孕，告訴醫師您的計劃，建議在懷孕前需做完整的眼睛與腎臟病變檢查。因為大多數的口服藥物皆無法於懷孕期間安全的使用，因此，最好在懷孕前就轉換成胰島素注射。絕大多數的糖尿病婦女，在仔細的治療調整前提下，皆能順利懷孕產子。

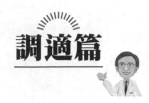

調適篇

 糖尿病患不願承認得了糖尿病該怎麼辦？

▼ 我岳母為糖尿病患者，最近因嘔吐疲勞，身體不適至診所看診才發覺其飯前血糖高達 374 mg/dL，隔天量飯後血糖達 452 mg/dL，醫生建議送急診降低血糖值。她不肯並承認未按時吃藥，經吃藥後 2 天飯前血糖為 274 mg/dL。我想請教醫師，應如何處置應對才對病人比較好？

　　使用藥物、監測血糖與控制飲食是目前最重要的課題，許多剛診斷或發病的患者，需要一段時間的心理調適，可能會經歷一段否認期，不承認自己有病！建議監測血糖是最好的策略，反覆以數據說明血糖過高，以血糖數據比較有無吃藥的餐後血糖變化，會讓患者眼見為真，逐漸調整自己的心情，來接受有糖尿病的事實。

糖尿病患飲食需忌口讓我壓力好大怎麼辦？

▼ 我今年25歲，剛發現罹患第2型糖尿病，媽媽和弟弟、阿姨、外公、爺爺皆是糖尿病患者。有時候心情不好會多吃一點東西，這樣子對整體的血糖控制有影響嗎？吃完後會感到沮喪，但是不吃又更沮喪，如果在血糖控制得宜的狀況下，吃一點甜食會很過分嗎？

　　與糖尿病相處，無論服藥、節制飲食、規律運動、面對血糖數值，皆免不了會是壓力。有時是這類壓力造成多吃，有時是生活中其它的壓力，習慣以吃來抒壓。面對壓力可以用對健康正面的方式來緩解，例如：聽音樂、閱讀或是運動。至於對於「吃」並不需要覺得罪過，但應學習選用不升糖且低脂的食物，例如：以代糖添加於食物、選用無糖口香糖或飲料。甜食的確會快速升高血糖，若能把握淺嚐即止，偶而為之也是無妨。

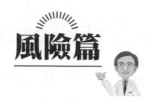

風險篇

 小孩喝母奶會有罹患糖尿病的風險嗎？

▼ 我懷孕時有妊娠糖尿病，現在產後 8 週有回醫院追蹤，
空腹 103 mg/dL；飯後 2 小時（75 克糖水）140 mg/dL，
醫生說數值偏高，要我注意飲食、多運動。目前我在餵
母奶，每次餵完都會好餓，甚至手會發抖，這樣我該如
何攝取飲食的量？我的小孩會因為喝母奶，爾後也會是
糖尿病高風險群嗎？

正常的空腹血糖須小於 100 mg/dL，喝 75 克葡萄糖水的耐糖
測試後 2 小時，血糖須小於 140 mg/dL。因此妳的血糖是異常的，
有成為糖尿病患者的風險！須注意體重控制並多運動，才能有效改
善血糖代謝能力，降低日後演變為糖尿病的機會。

您的小孩不會因喝母奶而增加發生糖尿病的風險；但若您日後
有糖尿病，您的子女將來罹患糖尿病的機會是較高的。哺乳期間需
要增加熱量攝取，而為了預防糖尿病卻須控制熱量，建議妳應請營
養師提供專業諮詢，為妳設計飲食計劃，來達到順利哺乳又能兼顧
糖尿病預防的雙重目標。

糖尿病患勃起有障礙該怎麼辦？

▼ 患有糖尿病後，目前有勃起的困難，而且精液變少，
應該要如何處理？

　　並不是得到糖尿病就會影響性功能，因糖尿病所造成的性功能
障礙主要來自神經與血管併發症，而併發症的發生則是長期血糖、
血壓、血脂肪控制不良的後果，當然其他因素也有關聯，例如：男
性荷爾蒙減退、老化、缺乏運動、肥胖、抽菸、心理壓力、生活作
息等都有可能影響。若是神經病變引起，有可能合併有逆行性射
精，精液會往回射入膀胱，這也是造成不孕症的原因之一。

　　男性勃起障礙很普遍，許多沒有糖尿病的中老年人也有此類問
題，目前有許多治療方式可改善問題。建議您檢視自己的三高控制
狀況，也不要羞於啟齒，和新陳代謝科及泌尿科醫師討論這個身體
狀況，需要時安排進一步檢查，並積極尋求改善之治療。

懷孕可能會使我眼睛失明？

▼ 我是一位患有第 2 型糖尿病患者，發病至今也已 16 年了，因為在這期間有近 6 年時間沒有好好控制，導致現在併發增殖性視網膜病變，已經有打雷射。今年新婚想趁其他健康狀況很正常時生個 baby，但卻被醫生警告，懷孕可能會使我眼睛失明，想問問醫師是否有解決之道？

增殖性視網膜病變，的確會因懷孕而惡化，打過雷射後，嚴重視力影響的風險會下降，但醫師無法確認風險是零，能降低風險的方法是：

1. 嚴格的血糖控制，懷孕前就開始用胰島素注射控制血糖，配合血糖監測與醫療團隊的追蹤治療。

2. 若有血壓與血脂問題，要配合醫師的治療；有許多藥物懷孕期間不能服用。你已經有視網膜病變，合併有腎病變與高血壓的機率會較高，這是除了視力以外另一個影響你懷孕後身體健康的重要考量。

3. 和眼科醫師配合，將相關治療在懷孕前反覆確認是否完整，在懷孕後，也要配合醫師指示，密集追蹤。許多母親有類似妳的遭遇，配合一切的努力，再加上一些好運氣，也有一些順利生產的例子。有許多事情是生命裡重要的事，健康當然是最重要的優先考量。

傷口很難癒合應該怎麼辦？

▼ 我父親半年前因為早晨運動騎腳踏車時不慎弄傷小腿，經縫合、拆線到現在已經有半年了，傷口一直無法癒合，有時還會惡化紅腫或輕微出血，看過很多醫生也每天正常換藥，可是還是沒好轉。最近有醫生建議我父親開刀，要將死肉挖除填補新肉上去。我的問題是：因為糖尿病的關係導致我父親的傷口無法癒合，開了刀一樣會有傷口，這樣真的就能很快癒合嗎？

並不是有糖尿病就會造成傷口不癒合，影響糖尿患傷口癒合的因素有下列幾點：

1. 血糖控制是否良好：高血糖會影響組織癒合與對抗感染的能力，透過積極的監測血糖，調整飲食與藥物，儘速使血糖控制接近目標範圍；若血糖一直過高的話，使用胰島素注射較能下降血糖。

2. 組織損傷情況：只要有所謂的死肉死皮，就不可能會癒合，一定要將這些壞死的部位清除乾淨，看到健康紅潤的肉色，才會癒合。

3. 感染狀況：壞死組織加上血糖過高，容易滋生細菌，嚴重時甚至會引發骨髓炎與菌血症，這種情況會需要抗生素治療，並配合傷口清理。

4. 血流狀況：久難癒合的傷口，特別是高齡的糖尿病患，也須考慮血液循環是否正常，畢竟血液量不足的組織是得不到充足的養分，這部分有血管攝影檢查方式，可以確認血液流量

是否充足。

好的傷口照顧是需要堅強的醫療團隊來執行，除了整形外科外，新陳代謝科、血管外科、復健科等整體配合，會得到較好的復原。

糖尿病導致生殖器發癢，該怎麼辦？

▼ 醫學上說糖尿病會引起男女生殖器發癢，請問有什麼治療方式嗎？

有糖尿病的人，如果血糖過高，就容易於皮膚滋生黴菌，生殖器處的搔癢大多是因黴菌感染而起。解決的方法是：

1. 將血糖儘速控制至目標範圍：餐前 90~130 mg/dL，餐後 2 小時不超過 160 mg/dL，同一餐的餐後減餐前血糖差距 30~60 mg/ dL），配合測血糖及醫師診療，血糖會快一些達到控制目標。

2. 生殖器處皮膚搔癢，仍須於皮膚科、婦產科（或泌尿科）配合治療。

3. 注意個人清潔衛生。

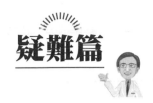

疑難篇

出國旅遊如何打胰島素最保險？

▼ 我要去歐洲玩，應該如何打胰島素？如要去美國應該如何打？要去東南亞、日本等國家又該如何打？我一天注射長效及短效 4 次。

您施打胰島素的方式，要應付出國時差是較容易的，第一個原則是速效或短效胰島素都是跟著正餐時間施打；第二個原則就是記住長效胰島素是每 24 小時左右施打，在航程中先保持台灣時間，計算出發前最後一針長效胰島素注射的時間，滿 24 小時左右就施打下一劑。

該怎麼幫生病的母親準備食物？

▼ 我母親有糖尿病已經 20 幾年了，最近才控制的比較好，但因為牙齒都搖動了無法咀嚼，所以吃很少的東西，導致有點營養不良。前 1 個月又小中風，吃得更少，越來越沒體力，心情很低落，我不知該如何準備她能吃的東西？

當咀嚼狀況不佳時，會建議給予較軟質的食物，例如：以魚類、豆腐、蛋製品取代其它肉類；蔬菜水果可選擇質地較軟的洋蔥、瓜

類、地瓜葉、葡萄、草莓、木瓜、芒果等；如果餐後血糖過高，主食部分可以用煮軟的淮山、南瓜、薏仁、米苔目、冬粉等取代白飯與高升糖指數的稀飯。

不過軟質食物的體積較大，正餐可能無法吃不到建議的分量，容易導致熱量攝取不足，此時可以考慮搭配市售的糖尿病均衡配方飲品（奶粉）。這類糖尿病均衡配方通常提供了充足的六大類的營養素、維生素與礦物質，且較不會引起血糖的急速上升，可作為糖尿病患的正餐或是餐與餐之間的點心。也建議妳可以搭配血糖監測，將結果與醫師及營養師討論，以兼顧營養需求與血糖控制。

冬天天氣冷，但我有糖尿病可以讓腳泡熱水嗎？

▼ 每到冬天，腳底發冷都會讓我睡不安穩，所以想增加足部血液循環，可以讓腳部泡熱水嗎？

腳部泡熱水須特別注意溫度，合適的熱敷或泡水溫度不應超過攝氏 42 度，糖尿病患在高血糖後容易有急性或慢性的神經病變，對冷熱的溫度感覺變差，過高溫的熱敷或泡水，很容易因感覺遲鈍造成燙傷。因此需切記，泡水必須測量水溫，所有的熱敷物品一定不要直接接觸皮膚，暖爐只能用來提高房間溫度，不能和身體距離過近。

糖尿病患者開刀需全身麻醉，有風險嗎？

▼ 我父親目前高齡 78 歲，並患有糖尿病，測量飯後血糖為 200~230 mg/dL 左右。因耳朵開刀需要全身麻醉，醫生並未表示有問題，只說開刀後的傷口癒合會比較慢，但全身麻醉對高齡的糖尿病患者而言，是否有其他風險？要注意些什麼？

糖尿病患手術麻醉期間的危險，主要是低血糖，但實際上這類狀況不太會發生，因為在手術前、麻醉期間、麻醉恢復期皆有一定的檢查標準，來避免及處理低血糖的問題。

餐後血糖 200~230 mg/dL 左右是有偏高，若不是緊急手術，儘量將空腹血糖下降至 90~130 mg/dL 左右再動手術（原則上以空腹血糖為判斷標準），過高的血糖會使傷口較難癒合；若是屬於緊急狀況需要手術，原則上是也可以使用胰島素來快速控制血糖，很短的時間內就可以開刀。

手術前有些口服藥物需暫停，例如：雙胍類，手術後需注意何時能開始進食與胃口狀況，建議應增加血糖測量，短時間使用胰島素控制血糖，對需禁食一段時間與血糖控制不穩定的患者，是最有效與安全的選擇。

未進食該如何服藥？

▼ 我父親患有第 2 型糖尿病，有時食慾不佳，想請問：如果當天未進食，需要服用降血糖藥物嗎？還是藥物減量就好？又該減量多少呢？

胰島素分泌刺激劑（磺醯尿素，短效型）類藥物應於餐前服用，不宜服藥後延遲或不進食，會有低血糖的危險。這類不進食的狀況，原則上胰島素分泌刺激劑不應使用；Acarbose 類藥物的作用是減少進食的醣類食物由雙醣轉變成單醣，因此須於餐前立即服用，不進食狀況服用雖不會引起低血糖，但藥物等於沒作用，所以也建議不應服用。TZD 與雙胍類藥物則可空腹服用，在延遲或不進食狀態下，也不會有嚴重低血糖危險。

胰島素要一直放在冰箱裡嗎？

▼ 請問胰島素開瓶後要一直放在冰箱裡嗎？外出又該如何保存？

有關胰島素的保存方法歸納如下：

1. 瓶裝（1000 單位／瓶）胰島素未開封需放冰箱 2~8℃，可以放到有效期限；一旦打開後，存放的溫度不要超過 25℃，使用時間以不超過 30 天為原則。

2. 卡管或筆型（300 單位／管）胰島素未開封一樣放冰箱 2~8℃，可以放到有效期限；開始使用後原則上不用放冰箱，但溫度一樣不要超過 25℃，使用時間也是不能超過 30 天。

3. 瓶裝胰島素因劑量較多，通常使用天數會較久，以台灣的氣候狀況，冬天也有時會超過 25℃，所以我會建議放冰箱。而卡管或筆型胰島素的使用時間較短，若有把握存放溫度不會連續超過 25℃，可以不放冰箱。不放冰箱可縮短胰島素回溫所需的時間，注射的疼痛較少。

4. 胰島素在 > 30℃與 < 2℃時，是會受到影響的，製造商生產與儲存，甚至到了醫院藥局都是全程在冷藏環境。至於筆型胰島素會建議使用中不放冰箱，除了使用時間短較不受溫度影響外，另一個原因可能是當筆針頭插在胰島素卡管一起放冰箱時，因針頭與胰島素有相通管道，會因溫差改變容易有空氣的熱脹冷縮，進而導致胰島素漏出或空氣跑進去，這個狀況只要每次注射完畢即卸下筆針頭就可以避免。所以當溫度高時，筆型胰島素也是可以放在冰箱裡，只是一定要卸下針頭。

5. 外出時切記不要將胰島素放在車上保存，車內的高溫會破壞胰島素，在夏天溫度較高時，出門可以考慮使用胰島素保冰袋，來避免高溫對藥劑的影響。

享健康 *012*

做對這些事，糖尿病好控制
（Q&A好讀增訂版）

資訊全面更新、更好讀易懂，預防、保健、照護更安心！

作　　者	游能俊
顧　　問	曾文旭
出版總監	陳逸祺、耿文國
主　　編	陳蕙芳
執行編輯	翁芯俐
內文排版	李依靜
封面設計	李依靜
法律顧問	北辰著作權事務所

印　　製	世和印製企業有限公司
初版9刷	2015年01月
二版3刷	2021年08月
三版5刷	2024年08月
出　　版	凱信企業集團—凱信企業管理顧問有限公司
電　　話	（02）2773-6566
傳　　真	（02）2778-1033
地　　址	106 台北市大安區忠孝東路四段218之4號12樓
信　　箱	kaihsinbooks@gmail.com

定　　價	新台幣380元／港幣127元
產品內容	1 書

總 經 銷	采舍國際有限公司
地　　址	235 新北市中和區中山路二段366巷10號3樓
電　　話	（02）8245-8786
傳　　真	（02）8245-8718

國家圖書館出版品預行編目資料

做對這些事，糖尿病好控制（Q&A好讀增訂版）／游能俊著. -- 初版. -- 臺北市：凱信企業集團凱信企業管理顧問有限公司, 2022.04
　面；　公分
ISBN 978-626-7097-10-6(平裝)

1.CST: 糖尿病 2.CST: 保健常識
415.668　　　　　　　　　　111002227